东方人眼整形美容手术

（第 2 版）

注　意

　　该领域的理论知识和临床实践在不断变化。随着新的研究与经验不断扩充我们的知识结构，在实践、治疗和用药方面做出适当的改动是必要或适宜的。建议读者关注相关操作的最新信息，或药物生产厂家所提供的最新产品信息，以确定药物的推荐剂量、服用方法、服用时间以及相关禁忌证。治疗医师根据对患者的了解和相关经验确立诊断，确定每一位患者的服药剂量和最佳治疗方法，并采取适当的安全预防措施，这是其职责所在。不论是出版商还是著作者，对于在本出版物使用过程中引起的或与本出版物相关的任何个人或财产的损伤和（或）损失，均不承担任何责任。

出版者

东方人眼整形美容手术

（第 2 版）

原　著：市田正成（日）

主　译：张亚洁　杨　柳　刘大强

副主译：张春林　刘　莹　郭静苹

主　审：郑永生　盛虹明　欧阳天祥

译校者（按姓名汉语拼音排序）：

郭静苹　黄昕昕　李鸿强　李相旭

梁　军　林蔚茜　刘大强　刘　旺

刘　崴　刘　莹　潘荣升　谭宏涛

杨　柳　易　菲　张春林　张亚洁

北京大学医学出版社

Peking University Medical Press

DONGFANGREN YANZHENGXING MEIRONG SHOUSHU（DI 2 BAN）

图书在版编目（CIP）数据

　　东方人眼整形美容手术：第2版 / 张亚洁，杨柳，
刘大强主译；（日）市田正成原著. – 北京：北京大学
医学出版社，2019. 10
　　ISBN 978-7-5659-2057-8

　　Ⅰ. ①东… Ⅱ. ①张… ②杨… ③刘… ④市… Ⅲ.
①外科手术—美容术 Ⅳ. ①R779.6

　　中国版本图书馆CIP数据核字（2019）第197583号

北京市版权局著作权合同登记号：图字：01-2018-4567

SKILL BIYO GEKA SHUJUTSU ATLUS GANKEN 2nd Edition
Copyright © Masanari Ichida 2016
Originally published in Japan in 2016 by Bunkodo Co., Ltd.
Chinese translation rights in simplified characters arranged with Bunkodo
Co., Ltd.
through Japan UNI Agency, Inc., Tokyo

东方人眼整形美容手术（第2版）

主　　译：张亚洁　杨　柳　刘大强
出版发行：北京大学医学出版社
地　　址：（100191）北京市海淀区学院路38号　北京大学医学部院内
电　　话：发行部 010-82802230；图书邮购 010-82802495
网　　址：http://www.pumpress.com.cn
E - m a i l：booksale@bjmu.edu.cn
印　　刷：北京圣彩虹制版印刷技术有限公司
经　　销：新华书店
责任编辑：李　娜　　责任校对：靳新强　　责任印制：李　啸
开　　本：889 mm×1194 mm　1/16　印张：12.75　　字数：300千字
版　　次：2019年10月第1版　2019年10月第1次印刷
书　　号：ISBN 978-7-5659-2057-8
定　　价：168.00元

译者前言

有人说："物质的富足催生了大量的审美需求。"这种表述固然有其道理，但并不严谨。追求美并不是当代人的特权，对美的需求是被编译在基因底层的。无论男人还是女人，无论贫穷还是富有，人们对美的追求，古往今来，莫不如此。追求美其实是在追寻自我认同。我们每天看到镜子中满意的自己，嘴角都会不自觉地开心上扬。不仅如此，容貌美也会在一定程度上帮助我们更易获得社会的认同。一次手术会改变一个人每天照镜子时的心态，甚至影响他今后人生的顺遂程度。身为整形美容外科医生，我深感责任重大。不辜负求美者的期望，将每一台手术都做成精品，是我一直努力追求的目标。近年来，我在开展临床工作之余，主译和参译了国外一些优秀的学术专著，翻译的过程也是自我学习提高的过程，我希望能从中获得启发，不断地精进临床技艺；同时，我也希望将好的专业指导书介绍给国内同行，特别是帮助年轻医生少走弯路，提升手术的效果和安全性。

本书系日本知名整形外科专家市田正成医生的代表作，从 2003 年第 1 版发行以来，16 年来一直畅销不衰，是日本整形美容外科医生、眼科医生等相关专业医生的案头必备工具书。市田医生毕业于京都府立医科大学整形外科，早在 1985 年就开设了自己的整形医院，临床经验十分丰富。这本书可以说是市田医生 40 多年从医经验的总结，不仅有很多珍贵的案例实操图片，而且针对东方人的眼睑解剖和审美特点，在技术细节上做了专门介绍，这是众多欧美眼整形书籍所不具备的，是一本知识全面、易学好懂，同时又严谨科学的眼整形工具书。

本书的出版离不开很多人的帮助。首先，我要感谢郭静苹、杨柳、刘大强、张春林、刘莹等医生对本书的翻译校对提供的帮助和支持；其次，我要感谢郑永生教授、日本横滨市立大学医学部整形外科盛虹明教授和欧阳天祥教授对本书进行的指导审定；再次，我要感谢北京百特美文化发展有限公司的雷建武老师，他在医美图书出版领域耕耘多年，感谢他在版权引进和翻译工作等方面给予的协助。

医学的海洋广袤而深邃，开卷有益，真诚地希望广大读者能学有所思、学有所获、学有所得。尽管本书几经审校，但翻译过程中的疏漏和错误在所难免，还望各位同道不吝赐教，交流斧正。

张亚洁
2019 年 7 月

第 2 版原著前言

自 2003 年本书的第 1 版问世以来，已经过去 13 年了。在此期间，许多年轻的整形外科医生遇到我时常对我说："我们是看着您的著作学习眼睑整形手术的。"这让我感到极大的成就感，也给了我很大的鼓励。谨此，我对阅读这本书籍的各位医生同道们表示由衷的感谢。

"日本的整形美容外科始于眼睑手术，止于眼睑手术"的说法由来已久，可见眼睑整形美容手术是临床上开展最多的美容手术。虽然某些眼睑整形手术简单易行，但是只要你出现了一处错误，就像走入迷宫一样，会进入一种较难恢复的状态。究其原因，与其他面部手术相比，眼睑是一个需要睁、闭眼的动态组织结构，仅考虑外观形态的改变远远不够。另外，眼睛是面部的中心，也是给予人们第一印象的重要部位。

现如今，患者通过互联网能收集到大量信息，能知晓手术存在失败的可能性，也看到了各种各样的失败案例，能了解到自己所接受的手术是否合适。这是一个外行人也可以很轻松地通过各种途径获得医学专业知识的时代。然而，他们并没有筛选信息的能力，对手术后可能发生意外情况的概率无法正确理解和判断，因此，焦虑不安会被无限放大。可以说，现如今是个信息泛滥的时代。所以，术前沟通咨询和知情同意非常重要。

在这样一个时代背景下，本次再版修订增加了更为丰富的内容。除了眼睑解剖外，案例数和文字内容也做了增加及补充，补充说明的内容也做了扩充。

因为患者别无选择，无论手术结果如何只能接受，就好比不可能像吃拉面一样一边品尝、一边比较，所以许多患者对 60 分的结果就很满足。然而，不论医院如何有名，患者只要有一次糟糕的结果体验，接下来就会把注意力转向寻找更好的诊所上，以期获得更好的结果。因此，患者会集中到认真负责、技术实力过硬的诊所来治疗。

一位专业的整形美容医生无论结果如何，为了不被患者抛弃，自始至终都必须诚心诚意地面对患者。为了做到这一点，他必须掌握各种修复手术的技巧，其中，整形外科的基本技术是绝对必要的。只有具备对技术的应用能力，具备改变观念的机智头脑，以及应用技术时的果断，才能得到理想的结果。

被患者抛弃是医生的耻辱。只要是专业人士都应该这样认为。我从没有教科书的年代就不断重复实践和试行错误。为了对充满上进心和激情的年轻医生们有所帮助，我从各种观点中给出了我个人的一些解释和建议。

最后，在撰写该修订版本时，文光堂出版社的浅井麻纪社长和编辑企划部的末富聪先生自始至终给予我莫大的理解与支持，在此表达我深深的谢意。

市田正成
2016 年 10 月

第 1 版原著前言

首先，我强调本书不同于我曾参与编写的《美容外科手术图谱》一书。在参编《美容外科手术图谱》之前，我曾参与编写并出版了《美容外科手术实践》（共两卷，文光堂出版）。这是日本最早的一套正式完整的美容外科手术著作。虽然内容涵盖了几乎所有的整形手术，但由于版面及其他方面的局限性，内容还不够完善。

这一次，文光堂出版社邀请我编写一本"关于我个人每天在临床实际工作中所做的手术操作"方面的书籍，我把长年在临床工作中所遇到的手术案例整理后编入了本书。有时，我明知"即使会受到其他整形美容外科医生的诸多批评甚至指责，我还是对自己的手术方法非常自信，会坚持继续做下去"。很多书中内容是我个人的理念、经验和见解，难免有偏颇和不完善之处。如果这本书的内容对各位前辈们有失礼之处，请多包涵。

现如今，我仍每天手持手术刀站在手术台上，每年的手术量大约有 1500 台。这本书的内容是我作为美容外科医生 25 年来在实际工作中总结出的理论知识和技术操作方法，并且以浅显易懂的方式呈现给大家。

当然，这些也是通过与许多师长、同道、学术团体和学术会议上的切磋学习，再加上我个人的理念和技巧得出的理论知识及技术操作方法。

因此，虽然这是一本关于手术操作的图谱和手册，但仍然存在很多不足和不妥之处，还需要逐步去完善。但由于是每天临床工作中所做的事情的总结，所以我可以很自信地告诉大家，书中基本不会出现原则性错误。

在本书中，我通过展示实际手术案例的每个操作步骤的照片为写作主线，既突出了重点和详细说明了要点，又尽量做到浅显易懂和表达准确。根据文光堂企划部提出的建议，本书使用了许多实际手术过程的彩色照片，对手术操作的理解很有帮助，也很实用。在此，我对文光堂企划部表示深深的感谢。

在本书中，术者在整形美容手术术前如何思考设计，制订手术方案的重点是什么，还有相关的需要掌握的其他知识和理论，会以文字叙述的方式呈现给大家。

这是一本关于美容外科基本技术的书籍，对刚开始接触整形美容手术的医生有一定的参考价值。由于书中融入了很多我个人的解释和细节，如有不妥之处，恳请广大读者不吝赐教。

"知情同意"这个术语现已成为临床实践中的常用语，但美容外科领域的很多医生在 25 年前则经历了很多的痛苦和教训，深深地认识到它的必要性和重要性。因此，对美容外科医生来说，要对患者进行礼貌的解释和披露负面信息已经成为常识。在本书中，关于"术后并发症"，哪些是绝大多数情况下会发生的，哪些是偶然发生的，哪些虽然不是并发症，但是手术后可能会出现的问题等，都分门别类进行了讨论，同时也逐一介绍了处理和解决的方法。

如果这本书能够对您的日常临床诊疗工作具有参考意义，并对知情同意的医患沟通有所帮助的话，我将感到莫大的荣幸。

　　在本书编写过程中，文光堂出版社的浅井照夫先生和铃木祥子女士给予了我莫大的理解和支持，在此表达我深深的谢意！

市田正成
2003 年 10 月

目　录

目　录

目　录

第二部分和第三部分内容的阅读方法：

本书的手术照片全部由左撇子（左利手）的笔者拍摄。对于大多数右利手读者来说，阅读时恰恰是左右反方向，阅读时以自己做手术时同一方向看照片就比较好理解（对左利手读者按一般情况阅读即可）。照片在排版时没有进行左右翻转处理，所带来的困惑和疑问敬请多多原谅。

1）术前咨询指南

术前咨询指南

此处列举了术前视诊、问诊和检查的要点。重要项目用◎标记。关于知情同意部分，请参考"术后潜在风险、并发症及对策"。

2）手术方案

1. 手术方案

描述了每个案例的手术方法、基本方案。每个章节都列举了案例来加以解释。

3）手术步骤

2. 手术步骤

对手术过程中的设计、麻醉、操作步骤进行了详述。序号表示每个操作步骤的顺序（当然，笔者在此基础上为了更利于操作并让操作更加完美，做了进一步的说明和标注）。

另外，插图处均附有说明，虽然插图内容与正文内容有重复之处，显得有些繁琐，但这样应该更有助于对手术步骤和重点的领会，希望读者理解。

4）★ 关键部分标记

对特别需要理解的关键内容，用不同颜色的文字表示，请多加留心学习。

5）⚠ 警告标志

描述了重要注意点，用红色字迹表示。

6）☞ 提醒标记

提醒可参考其他页面的内容。

7）术后注意事项

3. 术后注意事项

阐述术后注意事项和注意点。

8）该手术方法的要点和小结

该手术方法的要点和小结

这里总结式地叙述了手术的要点。即使是一段时间没做过此手术的医生，将这里的"要点和小结"理解后，基本就能防止掉入该手术的"陷阱"里。

9）术后潜在风险、并发症及对策

术后潜在风险、并发症及对策

该项内容在一般专业书籍中归类于并发症章节。本书将从术后必然出现的现象（如术后肿胀）到术后并发症（如术后血肿）等4个方面阐述。根据发生的概率用：①常见（usual）：一般术后都会发生的情况；②偶见（sometimes）：术后发生率不高，但是时有发生的情况；③罕见（rare）：术后很少发生的情况；④非常罕见（very rare）：术后罕见发生的情况。对术后正常和异常现象均进行了阐述，可作为知情同意过程的参考。

①常见

常见

一般术后都会出现的情况，作为一种必然现象，往往会被忽略。如果术前不作说明的话，过于敏感的患者和考虑问题简单化的患者有可能会投诉医生术前没作说明。

②偶见

偶见

发生率不高，是偶然发生的现象，也并非是不良情况。不同的人对此态度不一，有的患者根本不会在意，而有的患者则会感到特别不安。对此类现象，要向患者举例说明和有针对性地在术前沟通好。

③罕见

罕见

是术后很少发生的情况，基本上是不应该出现的并发症，需要正确处理。

④非常罕见

非常罕见

是非常罕见的现象，绝对不应该发生。

10）补充说明

补充说明

希望读者能补充了解的一些知识在此项进行了叙述。虽然有些画蛇添足之感，但对于刚入行的整形美容外科医生来说，是比较有帮助的内容，请一定看一下，如果读后能有所收获，对笔者来说将是一件非常荣幸的事情。

第一部分
眼睑解剖

很多低年资整形美容外科医生在施行眼睑整形美容手术的过程中，切开眼睑皮肤的那一刻，大多数人会意识到目前为止学习过的国外解剖学参考书上的眼睑解剖图，或者是牵强地套用眼科医生编写的教科书上的眼睑图示，均与实际手术操作中遇到的眼睑解剖结构有很大差异。同样，本书笔者也有类似的感受。眼科医生理所当然对视觉功能更加重视。由于眼轮匝肌、眶隔、结缔组织和眶隔脂肪等构造对视力的影响不大，所以对这部分的解剖没有深究。而对于整形美容外科医生而言，眼睑的形状及其周围的软组织、上睑提肌等结构的解剖更加重要。

在眼睑美容手术过程中，掌握其解剖结构很重要。但是，对低年资医生来说，开始接触眼睑手术时就能很好地理解其解剖结构是相对困难的。这只能在临床每台手术的完成过程中去逐渐理解和掌握。由于人口老龄化，日本上睑下垂矫正术的手术量明显增加。这对于只能做埋线术的医生来说，做好上睑下垂矫正术是熟悉眼睑解剖难得的好机会。对此类睁眼开大手术，不仅要注重其功能恢复，还要考虑外观形态及年轻化因素，这些都应该是整形美容外科医生的责任，应带着这种使命感去面对手术。另外，对整形美容外科医生来说，了解东方人（Oriental）和西方人（Caucasian）眼睑的形态学差异也非常重要，应该确实掌握好。

1 眼睑解剖学教科书上的眼睑解剖结构

通常我们读到的眼睑解剖学书籍多数是由眼科医生所著，而且大部分内容是从外文书籍中借用而来的。很多内容对整形美容外科医生来说没有太大帮助。

整形美容外科医生几乎每天都在做眼睑手术。我们从这一优势角度出发，模拟手术中最常遇到的日本人单睑的眼睑解剖，同时请教了眼睑解剖学造诣很深的整形美容外科医生鹤切一三和岩波正阳后，绘制了眼睑解剖示意图（图1），并与欧美人的眼睑解剖示意图（图2）进行比较。图2的解剖结构相对容易折叠成重睑，而图1所示单睑则是非切开法很难折叠成重睑的臃肿肥厚上睑。对于这种上睑臃肿、眶隔脂肪从睑板下垂延伸至睑缘的单睑，用埋线法形成稳定的重睑非常困难。

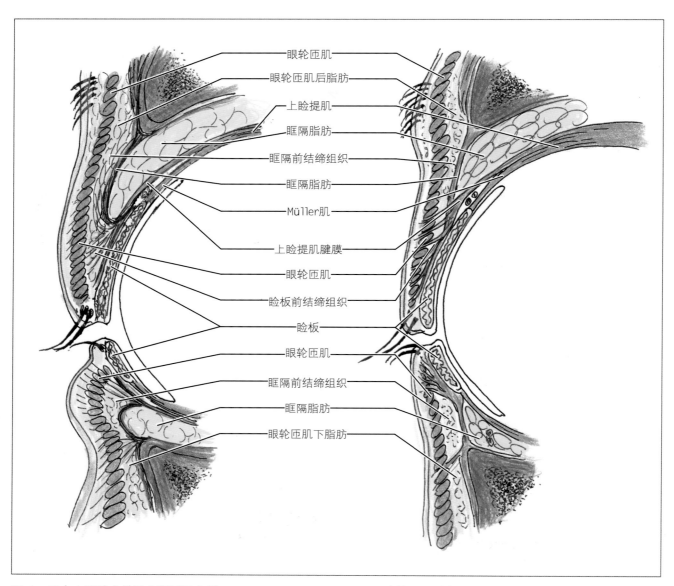

眼轮匝肌
眼轮匝肌后脂肪
上睑提肌
眶隔脂肪
眶隔前结缔组织
眶隔脂肪
Müller肌
上睑提肌腱膜
眼轮匝肌
睑板前结缔组织
睑板
眼轮匝肌
眶隔前结缔组织
眶隔脂肪
眼轮匝肌下脂肪

图1　日本人眼睑（单睑）解剖示意图　　　　图2　欧美人眼睑解剖示意图

1）眼睑皮肤特点

- 上睑皮肤厚度有一定个体差异。在亚裔人种和蒙古人种，眼睑皮肤较厚，多表现为单睑（图3）。

- 眼睑皮肤随着年龄的增加而伸展，出现眼睑皮肤松弛、眼裂逐渐变小、重睑宽度变窄（即所谓的"内双"现象）（图4）等。

- 临床上通常将起于眉毛下缘、止于睫毛部分的皮肤称为上睑皮肤；而组织学上的分界是将睫毛上缘无毛发生长的皮肤部分称为眼睑皮肤，将其上方厚度较厚、有毛发生长的皮肤部分称为眼睑上方皮肤。两者厚度完全不同。

- 在进行上睑除皱术需要切除较宽皮肤的情况下，如果只是留下上睑上方的皮肤部分，会导致多数情况下肿胀（臃肿眼）状态持续很长时间（这种状况在术前必须向患者做好充分的说明）。

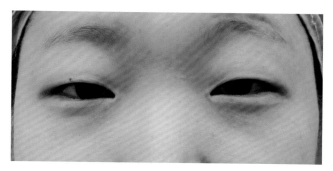

图3　蒙古人种的眼睑（单睑）

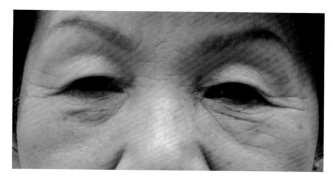

图4　由于年龄增加所致的上睑皮肤松弛（曾经是漂亮的重睑）

2）眼轮匝肌

- 眼轮匝肌外形呈椭圆形，其功能为闭合眼裂即闭眼。其细分为睑板前部、眶部和眶隔前部三部分（图5）。其功能受面神经颞支和颊支支配。

- 随年龄的增加，眼睑皮肤松弛，皮肤面积增加，眼轮匝肌也随皮肤的扩展而伸展。由于这种伸展并非肌肉量的增加，所以（除皱术时）在切除皮肤的同时应注意适量切除部分眼轮匝肌（切除眼轮匝肌对于眼科医生来说是一件非常纠结和踌躇的事情。但进行眼睑除皱术时，在不影响睁、闭眼的前提下，切除部分松弛皮肤的同时，切除部分伸展的眼轮匝肌会获得较好的手术效果）。

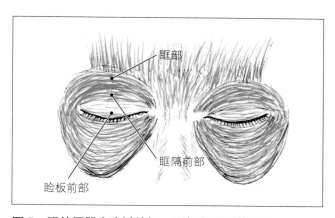

图5　眼轮匝肌（睑板前部、眶部和眶隔前部）

3）眼轮匝肌下结缔组织结构

- 特别是日本人等亚裔，眼轮匝肌下结缔组织结构的脂肪组织较多，上睑整形手术时应适当切除部分眼轮匝肌下结缔组织内的脂肪组织。

3

- 结缔组织细分为位于睑板的睑板前结缔组织和位于眶隔部分的眶隔前结缔组织。介于眉与眶上缘之间的脂肪组织称为眼轮匝肌后脂肪（retro-orbicularis oculi fat，ROOF），介于眶下缘与眼轮匝肌之间的脂肪组织称为眼轮匝肌下脂肪（sub-orbicularis oculi fat，SOOF）。这些脂肪组织的量是形成东方人眼睑形态特点的重要因素。重睑手术时一定要有意识地去处理，尤其 ROOF 是形成东方人"臃肿眼"的最主要原因，重睑手术时绝不能忽视此构造。可以这样理解，对于 ROOF 组织过多的情况，在切除眶隔脂肪时充分切除 ROOF 组织是重睑术的关键点之一。
- 如上所述，对于眶隔前结缔组织和 ROOF 组织量多的单睑，仅仅切除眶隔脂肪而无视上述组织，不可能得到美丽重睑的效果。

4）眼眶隔膜

- 眼眶隔膜在眼睑手术时会被理解为较厚的多重组织，其实组织学上它只是深部一枚较薄的膜状结缔组织。其表层部分也被称为隔膜前纤维组织网（preseptal fibronetwork），但术中较难将二者分开识别。
- 在实际手术时看到的东方人"臃肿眼"，其单睑的眼眶隔膜是从睑板上缘开始向下延伸突出至接近睑缘的部分（图 6）。

5）睑板

- 睑板看似软骨组织，实际上是致密胶原纤维组织。其横向直径 25 mm，纵向直径上睑板长 10 mm，下睑板长约 5 mm。其中上下共含有 30 对左右的睑板腺。

6）睑缘灰线

- 在上、下睑缘有眼睑皮肤和结膜交界带，有一条宽约 1.5 mm 的带状分界线，称为睑缘灰线（gray line）。从外观上看，其有别于色素、皮肤和结膜，存在于结膜皮肤交接的部位。睑板腺开口于此处，其分泌物营养滋润角膜和结膜（图 7）。

7）眶隔脂肪

- 眶隔脂肪位于眼眶隔膜（深层）后方，与皮下脂肪硬度不同，它非常柔软，很像黄色的鱼精束样组织（图 8）。
- 眶隔脂肪有保护眼球不受冲击震动的缓冲功能。亚裔人"臃肿眼"样眼睑较普遍，相应眶隔脂肪的量也较多。但随着年龄的增长，眶隔脂肪量会逐渐减少。
- 上睑眶隔脂肪位于眼眶隔膜和上睑提肌之间，外观呈比较明亮的黄色（图 9）。
- 外侧部分的眶隔脂肪与泪腺在同一解剖层次。由于泪腺随年龄增加而逐渐下垂，所以在上睑除皱术中去除眶隔脂肪时要特别注意避免泪腺的损伤。

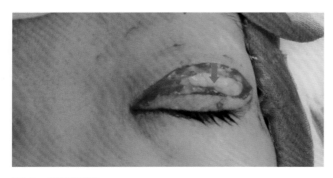

图 6　眼眶隔膜

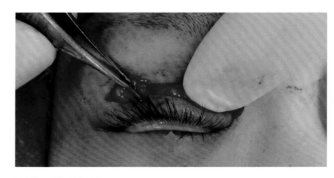

图 7　睑缘灰线

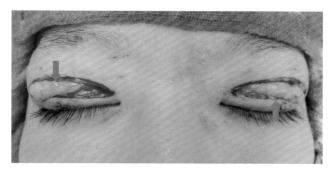

图 8　眶隔脂肪①

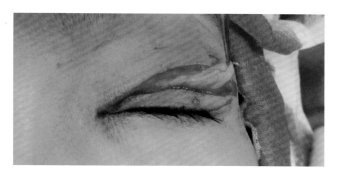

图 9　眶隔脂肪②

③ 下睑解剖

下睑的组织学结构基本与上睑相同，与上睑呈上下对称的形式存在，但临床意义有很大的不同，术中必须注意。

- 例如，对于眼睑除皱手术，下睑最需要注意的是皮肤切除量的适度，而上睑由于有眉毛的动态变化而无须太担心，皮肤可稍稍过量切除。

1）卧蚕

- 卧蚕是指沿下睑眼轮匝肌形成的一条状隆起（位于睑板前和眼眶隔膜前眼轮匝肌的位置），微笑时较明显。图 10 中卧蚕显得很突出，让表情显得可爱和明快。该结构在面相学上经常被提起，也称为泪堂。
- 女性面部卧蚕明显会使其魅力大增，卧蚕平坦的女性会给人一种冷漠的印象。近年来，希望用透明质酸和脂肪注射增加卧蚕隆起度的女性日益增多（图 11）。
- 男性如果卧蚕明显，会给人带来亲切感。现代的人气歌手和男演员多数有这种卧蚕眼。

2）眼轮匝肌

- 眼轮匝肌主要功能是闭眼，其随年龄增加逐渐松弛。眼轮匝肌松弛与其浅表松弛的皮肤叠加起来是形成皱纹的主要原因。

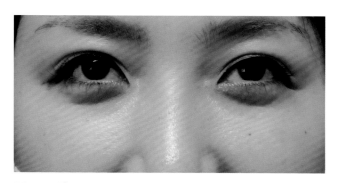

图 10　卧蚕

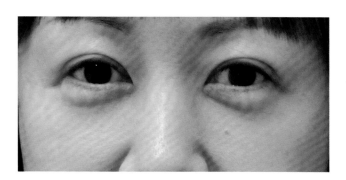

图 11　注射微整形术后卧蚕

- 另外，由于年龄增加也会导致眼眶隔膜松弛和眶隔脂肪下垂，是导致眼轮匝肌进一步松弛的原因。

3）眼眶隔膜

- 眼眶隔膜在下睑是不让眶隔脂肪下垂的支撑

结构。此结构有一定的个体差异，与遗传因素有关。

- 日本人眶隔脂肪下垂的年龄偏早，呈下睑下方隆起，高出皮肤，隆起下方呈沟槽状凹陷（图 12a~c）。

4）眶隔脂肪

- 下睑眶隔脂肪由眼眶隔膜支撑，其支撑力受眼眶隔膜厚薄度制约。但是，由于难以抗衡重力因素的存在，有下垂倾向。
- 据临床观察，眶隔脂肪的容量随年龄的增加而减少。但由于遗传和个体差异，也有在较年轻时减少的案例。

5）泪沟和印第安纹

- 泪沟是眼睑和面颊部的分界线，该部位皮肤和眼眶下缘之间存在眼轮匝肌韧带（orbicularis retaing ligament）。随着年龄增长，该部分凹陷成沟槽状（图 12a~c），称泪沟。
- 面颊部内侧存在泪沟（nasojugal groove），外侧存在颊沟（palpebromalar groove）。随着个体老化，泪沟向外下方分枝形成沟槽状，称为中颊沟（mid-cheek groove），其还没有相对应的能明确表达的日语名称（如法令纹之类的）。近来网络上称之为印第安纹，源自卡通剧《印第安大侠 13》主角的面部化妆特征（图 13）。

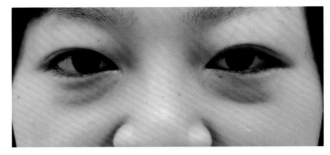

图 12a　眶隔脂肪下垂引起的眼袋（20 岁）

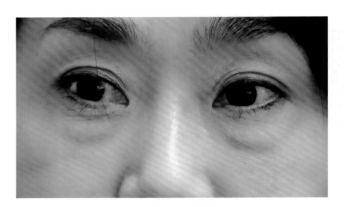

图 12b　眶隔脂肪下垂引起的眼袋（50 岁）

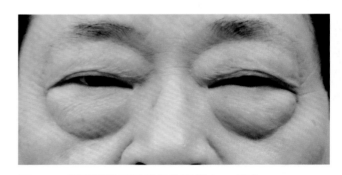

图 12c　眶隔脂肪下垂引起的眼袋（60 岁）

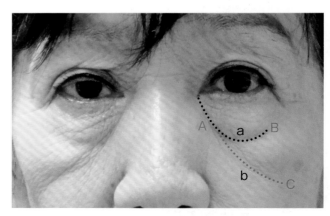

图 13　a：泪沟（A–B 段）；b：中颊沟（A–C 段），又称印第安纹

第二部分
基本手术

本书将手术实操分为基本手术部分和修复手术部分逐一讨论。

基本手术部分对眼睑手术的技术和技巧做尽可能详细的解说。

前言中已强调过，本书的内容是笔者所做手术的方法解说，所以有些内容仅仅是个人看法，可能有欠完善的方面。这些内容是笔者35年行医经验的总结，是经历了许多令人痛心的失败后才获得成功的结晶。所以，笔者确信本书不会有太大的误导和错误。

只要是一位熟练、成熟的整形外科医生就有能力做好美容手术的想法是一种误解。因为美容外科不仅仅需要熟练的整形手术技术和技巧，还需要有美感，没有美的悟性很难取得良好的术后效果，无法让来访的求美者感到满意。所以没有这种意识，就很难成为合格的整形美容外科医生。要不断学习，不断充实自己，全心全意地努力钻研。笔者经过数十年的临床实践以及和患者的沟通交流，才锻炼成为一名成熟的整形美容外科医生。

本书也尽可能呈现给大家更多的专家见解和经验，但仍以笔者本人的方法技巧为重点进行解说。希望读者能得到一些帮助。

1 切开式重睑术——全切开法

引言

1) 笔者在 20 世纪 70 年代入门整形美容科，当时的重睑术式多数是采用切开法。但是现如今，重睑术一般被认为是埋线法重睑术。

2) 如果你希望成为一名真正的整形美容外科医生，自然应该精通本章的切开法手术。熟练掌握这种手术是开展眼睑手术的基础，进而才能更深入地开展上睑除皱术和上睑下垂矫正术。

3) 切开式重睑术是指沿着应该成为重睑的设计线进行切开和缝合而使其成为重睑。这看似很简单，但常常不能获得期望的效果，而且还会感觉越做越难。

4) 这是因为该手术针对的是面部活动度最大的眼部。即使你在拆线时认为没有问题，但 1 个月后再见到患者时，可能会发生让你大吃一惊的异常情况。

5) 为了避免出现一些不良结果（unfavorable result），医生应该注意倾听患者的诉求并铭记于心，忠实诉求进行手术。

6) 希望做重睑手术的日本人的眼睑构造完全不同于天生具有重睑的人群，这一点和国外书籍上的解剖图相似。有必要记住这一点来理解眼睑的解剖。

7) 在日本，整形美容手术被认为从重睑术开始，又回到重睑术原点。接受手术的患者人数非常多。如果不掌握重睑手术，就不能说是一个真正的美容外科医生。

8) 对重睑手术来说，设计皮肤切口线时，在内眦和外眦的哪个部位终止很重要。而是否切除皮肤则关系到手术的难易度。

术前咨询指南

术前咨询时决定手术方案，在手术之前再次确认。

1) 术前视诊要点

◎ 眼睑的臃肿或凹陷程度，眼睑皮肤的厚度

○ 眼睑的松弛度，外眦形态

◎ 有无眼睑下垂，有无倒睫

◎ 睁眼时有无抬高眉毛的习惯，抬高时有无左右差异

○ 内眦形态（有无如蒙古褶皱，眼睛和眼睛之间的距离等）

2) 术前问诊要点

◎ 决定手术的动机

◎ 有无使用隐形眼镜和使用年限

◎ 有无使用过双眼皮胶和使用年限

◎ 希望做成什么形状的重睑（开扇形、平行形、隐形重睑、重睑宽度、重睑线长度等）

◎ 和目前相比，希望眼裂增宽的程度（眼睛睁大程度）

○ 是否在意术后眼睑臃肿

3) 术前检查

○ 根据情况进行视力检查和血液检查
例如，如果怀疑有重症肌无力症，应先做内科体检

○ 如果怀疑有神经症等，则应先到神经内科检查

4) 知情同意

○ 术后潜在风险和并发症详见下文

案例 1　宽平行形 (欧式) 重睑案例

解说：这是一个轻微臃肿、完全单睑状态的案例（图 1）。患者知道用双眼皮胶或胶带不能形成漂亮的重睑，并且用埋线法也不能形成稳定的重睑，故决定接受切开法手术。

1. 手术方案

加宽常规重睑宽度，使之成为清晰的平行形重睑。同时切除皮肤和眶隔脂肪，使眼睛看上去清澈明亮。

2. 手术步骤

设计

1）为做成患者所希望的清晰平行形重睑，决定内眦位置最为重要。

2）设计时，用重睑设计器压在平行形重睑线关键点上后，让患者睁开眼睑以确认重睑状态。在本案例中，取睫毛上缘 6.5 mm 的水平线作为切口，这条线就是皮肤切除的下线（图 2）。☞ 补充说明 2

3）切除多余皮肤。在闭合眼睑状态下，用眼眶测量器夹住皮肤（在眼睑闭合状态下最大幅度地钳夹皮肤，然后在此点做上标记）。读取测量器数据，将这个测量值减去 2 mm 作为切除宽度（即切除皮肤时稍保守，留有余地）（图 3）。☞ 补充说明 3

4）关于切除皮肤

在切开式重睑术中，也有完全不切除皮肤，只是切开的手术方法。但是，笔者认为只要是用全切开法手术，就有必要同时切除部分多余皮肤。原因是几乎所有接受切开法手术的患者都会存在部分多余的皮肤，所以在手术时尽可能地切除多余皮肤对患者是有利的（延缓皮肤下垂时间）。☞ 补充说明 1

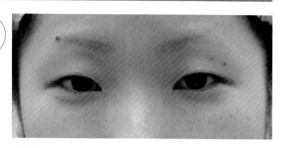

案例 1　[21 岁女性] 术前
稍臃肿的完全单睑。埋线法有可能让重睑线不稳定，所以选择切开法手术。希望通过手术变为清晰的平行形重睑（欧式）

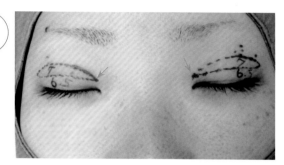

皮肤切除设计
从睫毛上缘6.5 mm的水平线切除7 mm宽的皮肤

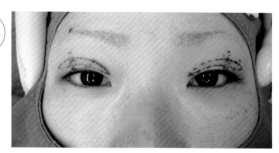

术前设计结束
睁眼状态

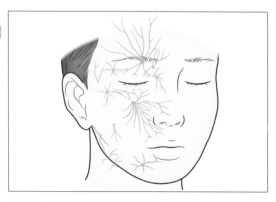

右眶部周围感觉神经的走行

麻醉

1）使用含有血管收缩剂（如肾上腺素）的局麻药，注射后至少等待 3 min（教科书中的描述是 7 min 左右效果最好）。

★ 眼睑是软组织，注射时疼痛相对较轻，如果缓慢注射，疼痛感会更小。

2）如图 4，5 所示，上睑的感觉神经来自 5 个方向，按此走行进行局麻，患者就不会感到较重的疼痛。

★ 为了不麻痹上睑的运动神经，通常使用低浓度麻醉剂（例如 0.5% 利多卡因）。但需注意浓度为 0.5% 时，有时会达不到镇痛作用。

手术

步骤 1 **切开皮肤**：按照设计线切开皮肤。切开时尽可能将眼睑皮肤向上下左右拉伸形成绷紧的状态很重要。拿手术刀的手的小指也一起拉伸，就更能拉紧皮肤（图 7）。然后沿设计线垂直切开皮肤。

步骤 2 **眼轮匝肌部分切除**：

⚠ 从皮肤切口直接垂直切开深层肌肉层是一件较危险的事情。因为眼轮匝肌在注射麻醉溶液后，出现肿胀并向下隆起，如果就这样垂直切开下层，待肿胀消退后就会发现眼轮匝肌的上部被过度切除。这是手术后形成三重眼睑的原因（图 26）。

　　因此，切开皮肤层后，为留下眉毛皮肤侧的肌肉层，手术刀的方向应有意识地尽量向下方切除肌层（图 8，10）。如果发现留存过多，可以再追加切除。切口线在睑缘时也是同样操作，手术刀的方向向下方切除肌层，留存部分少量眼轮匝肌，切除下层的结缔组织。但是，不要完全暴露睑板，留下一层睑板前软组织（图 8~10）。☞ 补充说明 4

　　针对本案例这样的平行形重睑，要有意识地留下内眼角附近大约 8 mm 的睑缘皮下软组织。否则，很难形成平行形重睑（图 6，10，16，17）。

步骤 3 **切除眶隔脂肪**：为到达眶隔腱膜和上睑提

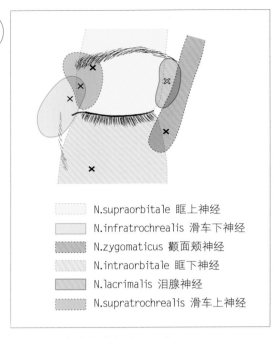

图 5

N.supraorbitale	眶上神经
N.infratrochrealis	滑车下神经
N.zygomaticus	颧面颊神经
N.intraorbitale	眶下神经
N.lacrimalis	泪腺神经
N.supratrochrealis	滑车上神经

眼睑皮肤感觉的神经支配示意图

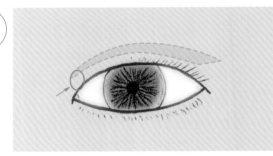

图 6

★ 为了保证平行形的形状，应在箭头所指部分（7~8 mm 的范围）多留一些睑缘皮下软组织很重要

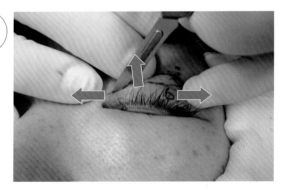

图 7

开始切除皮肤
切开眼睑较柔软的皮肤组织时，将皮肤向3个方向拉伸形成绷紧的状态后切开。拿手术刀的手的小指也用起来更好）

肌腱膜，需要切开分离多层结缔组织（图11）。如果清楚了这一点，就没有必要在意是否要让眶隔脂肪即刻脱出。当麻醉液注入眶隔脂肪层时，下方即将到达隔膜组织。之后能看到眶隔脂肪看起来就像"菠萝"或黄色玻璃球，很容易辨识。因为之前已注射过肿胀液，所以切除眶隔脂肪时的钳夹无疼痛感（图12~15）。

当切开最后一层眼眶隔膜时，眶隔脂肪会自然溢出（图12，13）。钳夹住溢出部分并将其切除（图14）。切除前用蚊式钳夹住，切除后充分止血（图15）。

步骤4 切除 ROOF：对臃肿的眼睑仅切除眶隔脂肪并不能形成清晰的眼睑，还需要切除一部分ROOF。与睑板前结缔组织相比，ROOF接近皮下脂肪的硬度。因此，它不像睑板前结缔组织那样容易被拉出，切除能消除眼睑臃肿（图18~20）。

步骤5 睑缘侧软组织固定缝合（皮下缝合）：这项操作是为了使重睑线不会消失，对完全单睑非常必要。用7-0尼龙线固定3~4针（图21），即将睑板和睑缘切口下眼轮匝肌连接起来缝合固定（图22）。

★ 此项操作对调整重睑宽度的左右差异也有很大意义。☞ 补充说明5

步骤6 固定缝合：用7-0 PDS线固定缝合（带部分皮下组织缝合）皮肤4~5针后确认眼睑状态（图23）。

★ 可大致确认完成状态，也可调整左右的宽度。

步骤7 缝合皮肤：用7-0尼龙线连续缝合（over and over法），结束手术（图24~26）。

☞ 补充说明6

步骤8 包扎：为了防止术后出血滞留在缝合处皮肤边缘，按顺序使用网眼纱布、湿纱布（使血液渗透）、干纱布包敷后用胶布固定，完成整个手术。

3. 术后注意事项

1）术后注意事项中的要点

原则上不住院，重要的是自我观察护理。

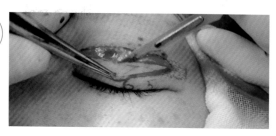

图8

切除皮肤
沿预定的皮肤切开设计线切开皮肤后进入皮下组织层
⚠ 切开肌肉层时，有意识地把手术刀向下方（足部的方向）推进
★ 如果垂直到达肌肉层，容易导致肌肉层被切除过多，形成三重睑

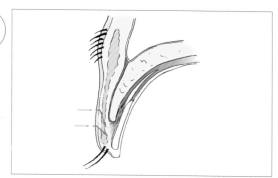

图9

切开皮肤的手术刀方向断面示意图
向下方推进

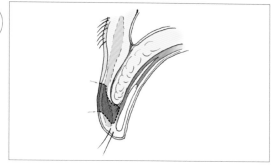

图10

图示软组织的切除范围

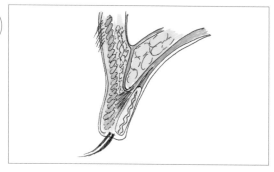

图11

从鹤切医生论文上修改的上睑解剖图
隔膜前结缔组织和下方上睑提肌腱膜为多层

图 12

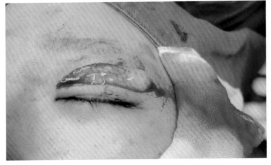

切除包括眼轮匝肌的皮肤组织
切除眼轮匝肌后可看到眶隔脂肪。如果是完全
单睑，可看到它从睑板的上部边缘延伸到下方
露出

图 13

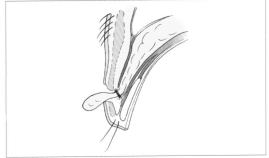

图 12 的断面示意图

图 14

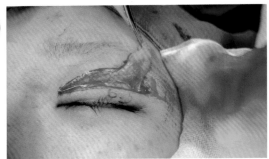

提起眶隔脂肪

图 15

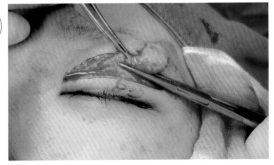

钳夹眶隔脂肪
钳夹内容物包括眼眶隔膜，在钳夹和切除后，
彻底电凝止血

图 16

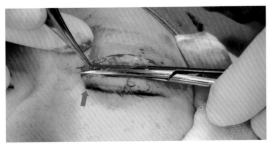

内眦附近软组织的处理方法
为了做出平行形重睑，有必要在近内眦7~8 mm
的范围内有意识地多留下一些睑缘皮下软组织

图 17

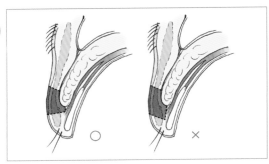

★ 过多切除这个部位的软组织可能无法形成平
行形（欧式）重睑，所以内眦部分多留一些
睑缘皮下软组织非常重要

图 18

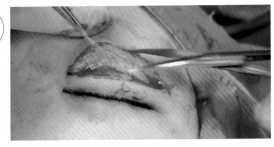

切除 ROOF
对臃肿眼睑仅做睑板前结缔组织处理不易形成
清晰眼睑，还需要切除在眼睑外侧1/2范围的隔
膜前一部分ROOF
★ 切除ROOF不需要夹紧，只需要充分止血

图 19

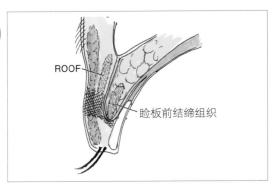

ROOF 切除断面处理的示意图

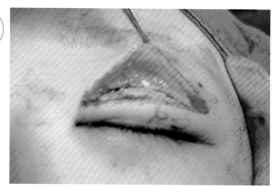

完成 ROOF 切除

完成ROOF切除，消除臃肿眼睑的外观

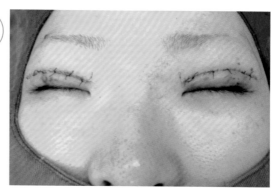

皮肤缝合

先用7-0丝线固定缝合4~5针，然后用7-0尼龙线连续缝合

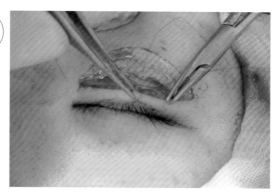

睑缘端的皮下缝合操作

在肌层与睑缘端对合进行皮下缝合（3针），然后缝合皮肤

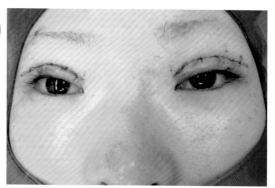

完成皮肤缝合

以连续缝合（7-0尼龙线）结束

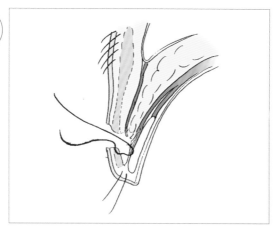

睑缘固定缝合：用 7-0 PDS 线固定缝合（皮内带部分皮下组织缝合）

⚠ 要注意固定缝合的位置，应该固定在比皮肤切除的宽度稍微狭窄的位置，这样可以消除不自然的皮肤张力

手术结束时的断面图

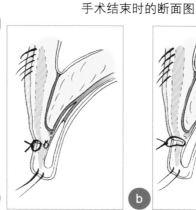
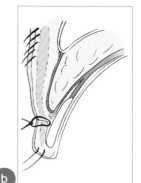

ⓐ 缝合结束时，7-0尼龙线的缝合部位

ⓑ PDS线固定缝合。缝合线的进、出针部位和图a不同

图26 眼轮匝肌上方部分切取过多形成三重睑的机制

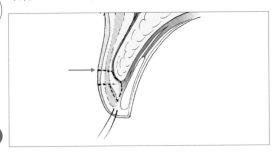

a

在注入麻醉液后肿胀状态下垂直方向切开皮肤时，肿胀消退后，其结果相当于从上方切入时的状态

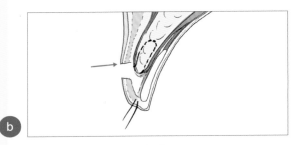

b

用类似操作切除眶隔脂肪

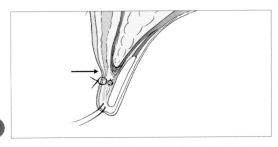

c

缝合皮肤时，眉毛侧皮下的眼轮匝肌被向后拉，进而出现在缝合部位下方几乎没有眼轮匝肌组织的情况

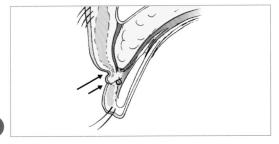

d

睁眼时，主要是由上睑提肌腱膜向上提拉，这样与缝合部位相比，上方成为最容易提拉的部位，其结果是产生三重睑的状态

★ 如果是轻度一过性三重睑的情况，也有可能在3周内恢复到预定的重睑设计线。但如果肿胀消退后，三重睑反而变得清晰，就只能通过脂肪移植或注射补偿软组织来矫正

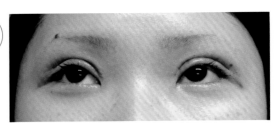

图27

手术1周后，拆线完毕

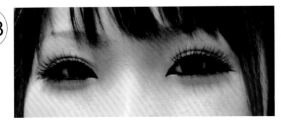

图28

手术1个月后，睁眼状态

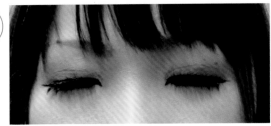

图29

手术1个月后，闭眼状态

①手术后当天，要尽量避免俯卧的姿势、聊天和大笑，保持安静。②眼眶周围冷敷。这两点最为关键。很多人大笑时面部潮红，引起面部充血，有可能再次出血。术后血肿也是由此类机制引起的动脉性出血所致。

2）服用止痛药

术后麻醉消退后，指导患者服用消炎镇痛药。

3）术后处理

一般来说，在手术后的第1天和第2天更换消毒纱布，在第6天或第7天拆线（图27）。从第8天开始可以眼部化妆。

⚠ 重要的是要提醒患者，在卸妆时，手术后两周内拉扯皮肤可能会导致缝合部位裂开。

4）术后拍照

原则上，拍摄术后即刻、拆线后即刻和术后1个月的照片（图28，29）。

案例 2 希望开扇形重睑的宽度不要太宽，但能让眼睛看上去较大的案例

解说：患者的朦肿的完全单睑（图 1），希望通过手术变为清晰的平行形重睑。患者本人已经确定接受切开法手术。

1. 手术方案

因为患者希望重睑不太宽，但眼睛呈现开扇形清晰的重睑，所以选取切除部分皮肤和皮下软组织的方法。

2. 手术步骤

设计

1）遵照患者意愿，采取从睫毛上缘 5.5 mm 处切除 3 mm 皮肤的方案（图 2，3）。

⚠ 请注意，此值是皮肤伸展状态下的测量值，而不是通常闭眼状态下的测量值。换句话说，睫毛上缘 5.5 mm 在正常闭眼状态下大约是 4 mm。

2）如何确定切除皮肤的宽度

★ 参照案例 1 中描述的方法。

笔者认为，在全切开手术的同时也应该同时切除多余的皮肤。眼睑的皮肤随着年龄增大一定会松弛，在手术时尽可能地切除多余的皮肤对患者的将来会有所帮助。

☞ 补充说明 1

麻醉

1）使用含有血管收缩剂（如肾上腺素）的麻醉药，注射后至少等待 3 min。

2）如案例 1 图 5 所示，上睑的感觉神经来自五个方向，沿神经走行麻醉使患者疼痛感降至最低。

手术

步骤 1 切开皮肤：为了准确按照设计线切开皮肤，将眼睑皮肤向上下左右拉伸至紧张状态后切开皮肤（图 4）。

图 1
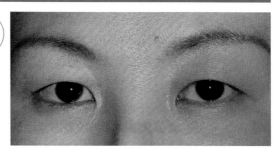
案例 2 ［28 岁女性］术前
完全单睑，这张照片是尽可能睁大眼睛的状态，实际情况下，睑裂呈更细小的状态

图 2
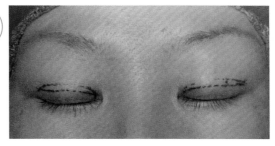
设计
从睫毛上缘 5.5 mm 处切除 3 mm 皮肤

图 3
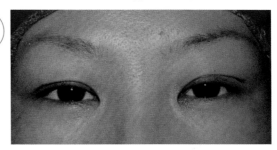
睁开眼睑时呈开扇形重睑的设计
由于蒙古褶皱的存在，不可能使其成为平行形重睑

图 4
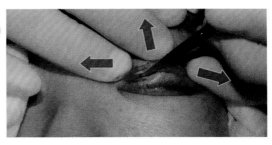
先切开整条预定的皮肤切口，然后切开皮下层进入肌肉层

⚠ 当切开肌肉层时，有意识地将手术刀方向向下方推进。如果在注射麻醉液后肿胀状态时垂直于皮肤切入肌肉层，其结果是切开了上方的肌肉部分，可能造成皮下肌肉层不足的危险

步骤 2 切开眼轮匝肌肌层和切除部分软组织：

切开皮肤层后，为了在睫毛皮肤侧留下部分肌肉层，手术刀方向尽量向下（图 5）。如果留存过多，之后还可再切除。切口线在睑缘时也应同样向下方切开，留下少量眼轮匝肌后，切除下层的结缔组织（图 6）。

☞ 补充说明 4

步骤 3 切除眶隔脂肪：为了到达眼眶隔膜和下方的上睑提肌腱膜，须切开多层眼眶隔膜和隔膜前结缔组织。在眶隔脂肪层内注射麻醉药后，能使钳夹眶隔脂肪时无疼痛感。摘取时，先用蚊式钳夹紧，然后切除，之后充分止血（图 7）。

步骤 4 固定缝合睑缘侧软组织：这项操作是为了使重睑线不会消失，特别是在完全单睑的情况下很有必要。用 7-0 尼龙线固定 3~4 针（图 8）。连接睑板和睑缘切开线下眼轮匝肌，固定缝合（13 页案例 1 图 22）。

步骤 5 固定缝合：用 7-0 PDS 线固定缝合 3~4 针，确认睁、闭眼状态（图 9）。

步骤 6 缝合皮肤：用 7-0 尼龙线连续缝合（over and over 法），结束手术（图 9，10，14，14 页案例 1 图 26）。☞ 补充说明 6

步骤 7 包扎：顺次包敷凡士林纱布、湿纱布和干纱布，然后用胶带固定，完成整个手术。

3. 术后注意事项

1）术后注意事项中的要点

与案例 1 相同。

2）服用止痛药

手术后服用消炎止痛药。

3）术后处理

原则上，手术后第 2 天更换消毒纱布，第 6 或 7 天拆线（图 11）。第 8 天以后可以眼部化妆。

4）术后拍照

原则上，术后即刻、拆线后即刻和术后 1 个月时均要拍照留作记录（图 12）。

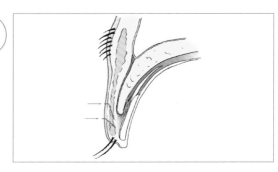

图 5

断面图 ★手术刀方向向下推进

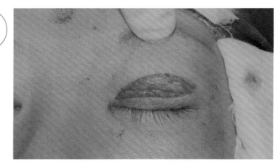

图 6

切除皮肤和眼轮匝肌以及下层结缔组织的状态。在东方人的单睑，眼眶隔膜和眶隔脂肪层大幅下降到睑板下方

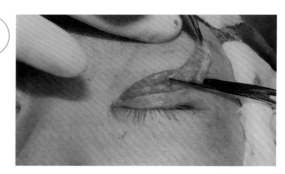

图 7

轻轻提起眶隔脂肪并用蚊式钳夹住

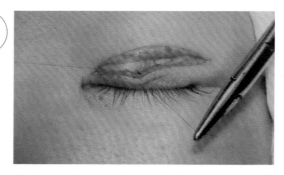

图 8

使用 7-0 尼龙线（除了完全单睑之外，此操作可以省略）。不过，根据笔者本人的经验，100 例中会出现 1 例在 1 年内重睑线消失或变浅的情况，所以近来的手术基本采取固定 3 个部位的方式以求更具手术确定性

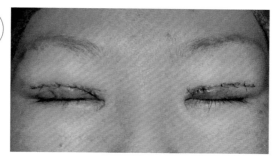

图9

PDS 线固定缝合 3~4 针后，用 7-0 尼龙线连续缝合（continuous over and over suture）

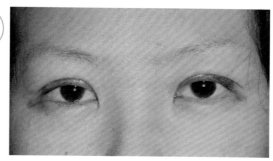

图11

手术后第 6 天，拆线后状态

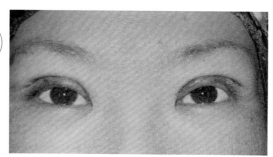

图10

连续缝合从外端到内眦部分，只在内眦部末端做一个样结，而不需要在皮肤打结（尽可能减少拆线时的疼痛）

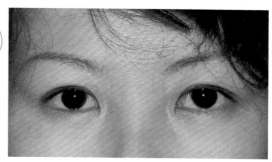

图12

手术后 1 个月

该手术方法的要点和小结

1）应切记，采用切开法进行的重睑术不仅仅是简单切开皮肤，而是一种可以把解剖结构改变为重睑状态的手术。

2）当采用切开法时，是否切除皮肤会使手术方法完全不同。

如果不切除皮肤，那就类似缝合法的重睑线一样来确定切开线。但当切除超过 3 mm 的皮肤时，如果不将从睫毛上部边缘的切开线的高度控制在 7 mm 以内，可能会导致出现意想不到的非常不自然的眼睑（详见第三部分第 3 章）。

3）不要切除过多的眶隔脂肪，特别是切除中央部分和内侧部分的眶隔脂肪时更要谨慎。随着年龄的增大，眶隔脂肪萎缩。当眶隔脂肪被切除太多时，随着时间推移，将会导致眼睑凹陷（sunken eye）。如果眼睑臃肿非常明显，可以通过切除隔膜前脂肪来调整。

4）如果从切开线切取睑缘皮下软组织过多，皮肤将会附着在睑板上而使眼睑变得不自然。应该留存部分眼轮匝肌。

5）如果在眶隔脂肪层使用浓度超过 1% 的利多卡因，则会导致上睑提肌麻痹，在手术过程中出现上睑下垂，影响睁眼状态等而发生误判，进而影响手术的结果。应该避免使用导致运动神经麻痹的麻醉浓度。

6）眼睑皮肤随着年龄的增长而伸长（特别是用重睑化妆品时，会使皮肤迅速伸长和下垂）。笔者认为如果是做全切开法手术，应至少切除 3 mm 或 4 mm 的皮肤（延缓皮肤随着年龄增大而伸长的情况）。

7）皮肤缝合时，先皮下固定缝合 4~5 针后，再连续缝合整个切口，这样可以使手术时间节省 5~10 min。

术后潜在风险、并发症及对策

重睑手术是最常见的手术，也是术前、术后产生重大变化的手术。低年资医生会收到来自患者的各种投诉。以下将尽可能地详细描述术后可能出现的各种情况。

常见

（通常在手术后经常发生的情况。对做手术的医生来说是理所当然的事情，也是容易忽略说明的事情。对第 3 点和第 4 点如果不加以说明，很可能会碰到神经质的患者以"我没有听说过"而被投诉）

1. 肿胀

    有一定程度上的差异是肯定会出现的。也有可能看起来不自然。同时，由于肿胀，重睑的宽度可能会看上去很宽。患者可能会觉得这就是手术的最终结果。所以有必要在手术前向患者解释肿胀会使重睑看上去显得很宽。

2. 切口发红

    大约需要半年的时间才能消退。如果患者是瘢痕疙瘩体质，则需要半年或 1 年。

3. 皮肤知觉迟钝

    从缝合线到睑缘侧的皮肤感觉神经在做切开法手术时被切断。术后化妆时，患者会感觉到知觉变得迟钝。等待其自然恢复即可，3 个月后感觉能基本恢复正常。

4. 睁眼时的异常感觉

    在手术后的第 1 个月，皮肤紧绷的感觉最为强烈，大约 2 个月后消失。

    另外，神经质的患者可能会抱怨阳光刺眼，视力下降，总有些奇怪的异常感觉等。由于与之前相比，眼睑睁大了，当然多少会产生一些异常感觉。嘱患者别太紧张。手术并没有接触到眼球，并且手术方法也没有问题，该现象肯定会消失。

    术前对疑似神经质的患者，应该强调"从单睑变成重睑肯定会在某种程度上出现暂时不适的感觉，并不是异常情况"。

偶见

（手术后有时发生）

1. 皮肤瘀斑

    如果没有血肿（肿块），一般会在 2~3 周内消失。

2. 眼神有时看起来过于犀利或者极不自然

    大多数是对急剧变化所产生的主观判断的结果，是暂时性的。逐渐习惯后，这种异常感觉会消失。

    手术前如果判断存在以下情况，那么事先说明将是非常明智的：①眼睑臃肿；②眼神看上去很困倦；③眼睑皮肤特别松弛；④患者只是很漠然地希望做重睑手术，在此之前从未接受过此类手术（在这些人中，有些患者可能需要引起医生注意）；⑤患者瞒着家人做手术（手术后如果被家人发现，会引起家人不满，即使效果好也可能不予肯定，从而导致患者不满而埋怨医生）。

3. 手术后近 1 个月仍有睁眼不适的感觉

    尤其是靠近内眦部位的瘢痕增生，绷紧感较强，患者可能会埋怨睁眼不适。这种情况在瘢痕体质的患者中较多。垂直或接近垂直方向的瘢痕可能会引瘢痕疙瘩，所以不应对此类患者在此处进行手术。如果手术前知道患者是瘢痕体质，则必须更加谨慎，详细地向患者说明情况（图 A）。

4. 重睑宽度的左右差异

    即使左右眼睑同时进行手术，要使左右重睑宽度完全相同是一件非常不容易的事情。然而，即使左右相差 1 mm 也会感到差异明显，这种情况下，矫正手术就不可避免。但如果差异是在 0.5 mm 以内，就没有必要进行矫正手术。当然也有对左右差异非常在意的患者，与他们沟通很困难。手术前要尽量向患者说明：即使生来就是重睑的人，如果仔细观察，大多数人

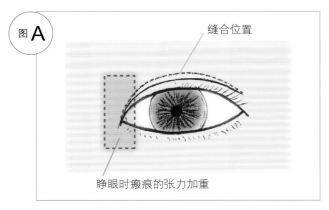

缝合位置

睁眼时瘢痕的张力加重

重睑切口术后的瘢痕位置

顶端虚线是缝合线瘢痕和重睑的内翻部。在内眦处，缝合线几乎处于垂直走向。当睁眼时，加重的张力加载到线性瘢痕上时，有可能形成增生性瘢痕。如果是瘢痕疙瘩体质，这种倾向会更严重。患者会抱怨睁眼时"像有什么东西牵拉着，很难睁开眼睛"

的左右眼都会有 0.5 mm 的差异。换句话说，左右眼存在差异是自然的。如果患者能同意和理解，就很好沟通。但如果患者无法接受差异，最好不要施行手术，因为太过在意的人只会因手术增添新的烦恼。笔者从杂志上剪辑了一些演员照片制作成一本相册。仔细观察后，当中有很多人的重睑有左右差异，所以应向患者强调说明："即使这样的名人眼睛也有左右差异，有一点点左右差异是很自然的事。"

罕见

（手术后很少发生的情况。除了 5、6 以外，均是不应该发生的意外事故，需要采取适当的处理措施）

1. 血肿

术后 24 h 内的出血易导致异常肿胀和皮下血肿，影响睁闭眼功能，所以术后 1~2 天嘱患者来院换药的最大目的实际上是检查是否存在血肿。如果发现血肿，应立即在局部麻醉下拆线，打开伤口，去除血肿并确认出血停止后，再将伤口缝合。如果不这样做，血肿部分机化（纤维化）后会留下长期肿胀的感觉并影响睁眼。

即使在拆线时疑似存在血肿，也应打开伤口进行处理。

2. 三重睑

这是一种罕见的切开法重睑术的并发症。患者看到结果会说是"手术失败"。在重睑线切口上方（眉侧）的软组织，特别是眼轮匝肌被切取太多时很容易发生。☞ 14 页案例 1 图 26

如果手术本身没有问题的话，术后 1~2 周，暂时性的三重睑会自然消失。但如果肿胀消退后反而变得更加明显，那就意味着手术失败，应在手术 1 个月后进行矫正手术。☞ 关于矫正手术的内容参见第三部分第 1 章

3. 医源性眼睑下垂

其原因可能是由于重睑线下方软组织在睁眼时不能使上睑充分向上移动，可视为一种软组织粘连的状态。软组织处理不当、术后血肿引起组织粘连等均会导致这种情况发生。应在等待 3 个多月后行手术修复。

4. 拆线后伤口裂开

通常情况下是由于患者过分牵拉伤口引起，或是由于外伤所致。这种情况当然没有别的选择，只能重新缝合。

5. 感觉眼睑肿胀状态一直不消退

对眼睑皮肤本来就厚的人来说，手术后看上去的眼睑臃肿可以用杂志和电话簿的厚度来比喻解释。也就是折弯时，两者的曲率半径有很大的差异。电话簿（厚）折叠时的曲率半径当然比杂志（薄）折叠时大，也就是说，像电话簿一样厚的皮肤即使没有术后肿胀，看上去也会有臃肿现象。

但是，即使美容外科医生明白，也有患者根本不予理解的情况存在。手术后即使解释 100 次，也有可能被当成借口，不如术前就说明清楚。应该补充强调："因为你的眼睑皮肤偏厚，手术后即使肿胀消退，也可能会看上去有些臃肿。这一点请你了解。"

6. 巩膜部分淤血

眼球巩膜部分变红的情况是眶隔脂肪层出

血所致。可在 3~4 周内消失。

7. 结果和患者想像的不同

    这依然是一个困扰患者和医生的问题，但这往往是由于医生的技术造成的。如果患者提起诉讼，肯定是医生败诉。许多结果都是"重睑宽度过宽"（过窄容易修复）。在手术前应该充分倾听患者的诉求。低年资医生在做这种手术时应该尽量控制宽度。

非常罕见

（罕见发生）

1. 感染

    眼睑手术一般不会引起感染。如果发生，可能是由于患者患有重症糖尿病等其他疾病；全身状况极差等容易被感染的患者在不洁的环境下手术也有可能导致感染发生。

2. 失明

    极其罕见。曾有在切除眶隔脂肪时伤及动脉，并且止血不充分引起大量出血，最终导致失明的报道。

⚠ 眶隔脂肪层出血是最危险的！

3. 重睑线消失

    未充分处理从缝合线到睑缘侧皮下的软组织，而且未充分缝合固定时发生。需要重新修复，如果拒绝采用切开法，可采用埋线法修复。

补充说明

补充说明 1

关于切除皮肤的问题

    在皮肤切除的设计方法上，关于是否切除皮肤这个问题仍存在分歧。很多美容外科医生在对年轻患者的重睑手术中一般不做皮肤切除，但笔者在采用全切开法的手术中对所有案例进行皮肤切除，是基于以下考虑：

1）眼睑的皮肤总是随着年龄的增长而下垂。

2）需要做切开法的案例一般是臃肿的眼睑或偏细长的眼睑。

3）因此，要消除上述情况，最好是去掉部分皮肤，这样能做成更漂亮的重睑。

    总之，对年轻患者即使不切除皮肤，结果也不会有太大改变，但考虑到将来，笔者选择切除皮肤。

补充说明 2

切开法的设计线从睫毛上缘到切开线的位置应该是多宽

1）笔者认为在切开法的情况下，通常 5~6 mm 比较恰当，7 mm 是最大限度。原则上，不建议在更宽的位置上设计重睑线。

    但是也有患者希望重睑更宽一点。对于这种情况，几乎不考虑切除皮肤，并且彻底固定睑缘是非常必要的。如果不这么做，即使手术结束时情况很好，但 2~3 周后睁开眼睛时，重睑线的位置会被向上拉高而置于所需的宽度，形成被牵拉成凹陷的状态；另外，缝合位置（即重睑线的位置）会处于被眼眶缘锁住（环锁）似的状态，使得眼睛不能再睁开（眼睑下垂状态），眼睑会显得非常不自然。

2）"从睫毛上缘 7 mm"是指皮肤在伸展状态下的测量值，如果在眼睑自然闭合状态测量的话，为 5~6 mm。

    因此，即使切除皮肤，在手术结束时，闭眼的理想状态大约为 5 mm。

3）即使在闭眼状态看起来是 5 mm，但也有伸展时延伸到 10 mm 的情况（30 岁以上的人皮肤过于松弛，会出现这种情况）。有许多低年资的美容外科医生不把皮肤伸展计算在内而进行重睑手术，结果使重睑变得更宽而遭到患者的投诉。笔者早年在北里大学整形美容外科门诊工作的时候，经常遇到这种情况的患者前来咨询并接受修复手术。

4）在埋线法中，设计重睑线时和患者一起看镜子，按设计施行手术一般能得到预定宽度的重睑，但是切开法就不那么容易。应该了解患者希望获得什么样的重睑形态（特别是宽度），然后只答应患者"努力争取做到"，不要把话说满可能会安全一些。

补充说明 3

如何确定切开法的皮肤切除量

1）如何确定睑缘的切口线已在 补充说明 2 中介绍。

2）确定切除量的基本方法是让患者处于闭眼状态，然后用眼眶测量器夹住多余的眼睑皮肤，一端（A）在睑缘切口线上，然后另一端接触点标记为（B）。

3）用眼眶测量器得到数值（d），然后将测量值加 2 mm（d+2），将从先前的标记（B）到测量值（d+2）的位置定为 C 点，AC 就是切除宽度。

4）这种基于眼眶测量器测量值确定皮肤切除量的方法非常简单实用。决定睑缘切口线的位置和确定测量值，在此基础上加 2 mm 或 3 mm 范围的量（笔者通常加2 mm）。

补充说明 4

如何确定切开式重睑术切开线下睑缘侧软组织的切除量

1）有多种方式。留存太多容易让重睑线消失；反过来，切除过多会使人工重睑显得不自然。只有确切地切除适量组织才能保证重睑线稳定和自然。

2）让患者明白"即使是切开法也不能保证重睑线绝对不会消失。如果优先保证重睑自

然，那么由于患者的解剖特点，切开法也可能出现使重睑线消失的情况"。

3）笔者的原则是留下一部分眼轮匝肌，然后切除其下方的结缔组织。此外，不应让睑板完全暴露，应留下一层睑板前结缔组织便于固定缝合。

补充说明 5

关于睑缘固定的操作

关于这一操作，笔者总是回想起过去的一件事情。那时笔者刚刚开始对美容手术产生兴趣，是作为规培医生的第 2 年（1971年）。笔者到京都一家非常受欢迎的黑田正名医生的诊所参观学习。坦白地说，笔者当时完全不理解这项操作的意义。笔者将缝合操作理解成了睫毛边和眉毛边的连接。换句话说是当时不会用三维的方法去观察事物。后来当笔者自己做手术时才理解了其中的含义，笔者感到非常尴尬。所以，现在当笔者做手术进行到这一步时，都会想起恩师黑田医生。黑田医生到现在仍然是一个非常谦虚的人，是笔者的榜样。当时的参观学习是笔者今天学习的源泉，也是起点。到现在，笔者仍从心底里非常感谢黑田医生。

补充说明 6

皮肤缝合时的连续缝合

1）在皮肤缝合阶段，以前都是用 7-0 PDS 线缝合 10~13 针，缺点是不仅耗费时间，而且拆线时也很麻烦，患者感觉痛苦。目前的方法是用 7-0 PDS 线固定缝合 4~5 针后，再用 7-0 尼龙线连续缝合，这样可以使操作时间缩短 7~8 min。另外，能让拆线时的疼痛感减半，缝合处的瘢痕也基本没有问题。特别是内外眦部分的末端无须打结，用缝合线打个圈也没有什么问题，

拆线时也无疼痛感。因此，目前的皮肤缝
合法非常令人满意。

2）连续缝合有两种方法。缝合线的外侧方向
垂直于缝合线方向的缝合法较好（图 A）。

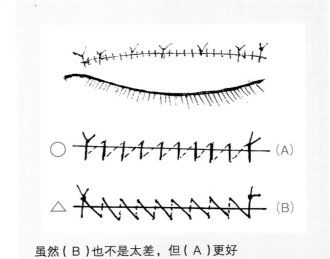

虽然（B）也不是太差，但（A）更好

2 切开式重睑术——局部切开法

引言

1）目前，重睑术一般都会被认为就是埋线重睑术，是埋线法的全盛时期。但是正如前文所述，想要成为一位技术全面的美容外科医生，还应该熟练掌握切开法手术。根据笔者本人的手术经验，局部切开法是介于切开法和埋线法之间的一种手术方法。

2）局部切开法的特点在于虽然不能像全切开法那样能做出既长又深的重睑线，但也不会像全切开法那样留下手术瘢痕，而且能获得比埋线法更稳定的手术效果。

3）事实上，大约20年前笔者就开始做这个手术，10年后重睑线仍没有消失，笔者自己也很难辨别手术瘢痕，所以笔者认为这是一个很好的手术方法。☞ 补充说明 1

从那以后，遇到采用埋线法手术后重睑线很快消失的病例，笔者都会向患者推荐这一手术。

术前咨询指南

术前咨询时决定手术方案。

笔者用该法处理的患者大多数是埋线法术后重睑线消失者，重睑高度已明确，所以在设计上没有太多问题。

1）术前视诊要点
◎ 眼睑的臃肿或凹陷程度，眼睑皮肤的厚度
◎ 睁眼时是否有抬高眉毛的习惯，抬高时有无左右差异
○ 有无上睑下垂，下垂的程度，本人是否知晓

2）术前问诊要点
◎ 希望做成多宽的重睑
◎ 对眼睑臃肿的在意程度
◎ 是否使用隐形眼镜和使用年限
○ 是否使用过双眼皮胶和使用年限
○ 是否为瘢痕疙瘩体质

3）对患者说明要点
◎ 对患者说明手术能达到的程度和极限，对瘢痕也须作详细说明

4）术前检查
○ 根据情况进行视力检查和血液检查
例如，如果怀疑有重症肌无力症，应先做内科体检
○ 如果怀疑有神经症等，则应先做神经内科检查

5）知情同意
○ 说明不需要去除皮肤的重睑手术的安全性和局限性
○ 这是介于埋线法与切开法之间的一种手术方法
○ 如果皮肤有一定程度的松弛下垂，应向患者说明需要在切口线两侧行加强性的追加缝合

案例 上睑臃肿案例

解说：患者上睑臃肿，眼睛细小，左眼更明显；和右眼相比，眼裂也比较小，故来院希望首先对左眼施行手术（图1）。按照患者的意愿，采用局部切开法进行手术。

1. 手术方案

从中央部偏内侧切开7 mm，在外侧臃肿部位切开5 mm的皮肤，适当切除软组织，切除外侧眶隔脂肪。

2. 手术步骤

设计

患者有在其他医院手术的经历，沿原重睑线切开即可（图2，3）。

麻醉

已在全切开法的麻醉部分详述。☞9，10页

小切口手术要将局部麻醉药注射到眶隔脂肪层中。

★ 这种注射方法对于预计从小切口摘除眶隔脂肪的操作是有帮助的。

手术

步骤1 切开外侧皮肤：切开大约5 mm的皮肤后，切除少许皮下结缔组织，可看到半透明的眼眶隔膜层里的眶隔脂肪。

步骤2 摘除眶隔脂肪：将麻醉药注入眶隔脂肪层后，很容易显露眶隔脂肪。用剪刀打开隔膜，眶隔脂肪自然溢出。钳夹适度抽出的眶隔脂肪，切除，电凝止血（图4~12）。

步骤3 切开中央部皮肤（7 mm）：在眼睑中央部切开7 mm（图13）。

步骤4 切开眼轮匝肌及部分软组织：从切口斜下方切除软组织，沿重睑线在切口两侧5 mm左右的范围切除部分眼轮匝肌，使之容易产生重睑线槽。最深处到达睑板附近（图13）。

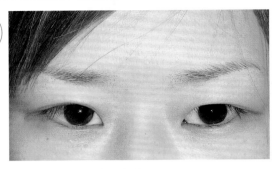

图1

案例 [24岁女性]术前
希望对左眼睑行重睑术，同时也希望切除外侧脂肪以消除眼睑臃肿

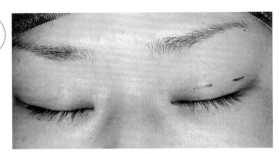

图2

皮肤切口设计
在预定的重睑线上中央部和外侧部分别画7 mm和5 mm的切口设计线

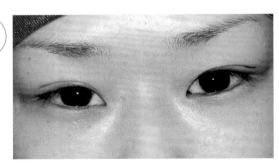

图3

术前睁眼状态
使用重睑探针在预定的重睑线上设计重睑形态

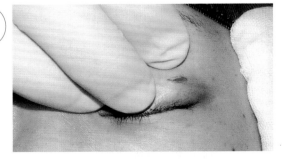

图4

切开5 mm的小切口用于取出眶隔脂肪

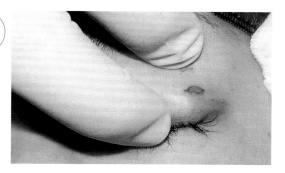

图 5

切除皮下软组织后，显露眼眶下部的黄色眶隔脂肪

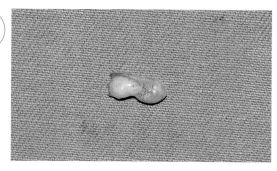

图 9

图示被切除的眶隔脂肪

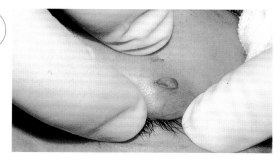

图 6

如果事先把局麻药注射入眶隔脂肪层，脂肪看起来就会像"莼菜"。如果未这样操作的话，应重新注射局麻药以增加眶隔脂肪层内的压力，使脂肪更容易被牵拉出来，并且牵拉出来时无痛

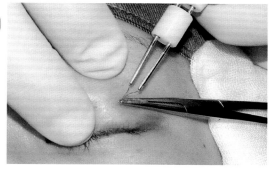

图 10

电凝止血器烧灼钳子尖端残存的脂肪以止血

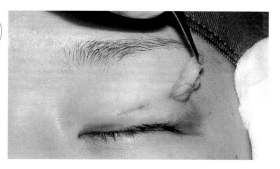

图 7

不要强行牵拉眶隔脂肪。图示为轻轻牵拉时的状态

★ 可以看到眶隔脂肪带很多血管。一定要夹紧并确保凝固和止血

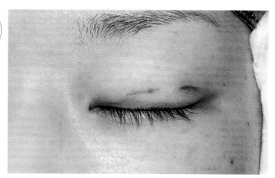

图 11

切除外侧部眶隔脂肪，手术结束时的状态

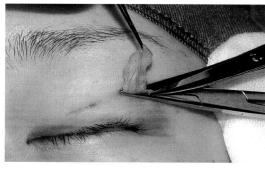

图 8

用蚊式钳夹住脂肪后，用剪刀剪除脂肪。在钳子一侧留下大约 1 mm 的脂肪

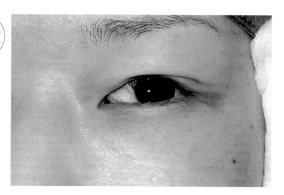

图 12

睁眼状态

图 13

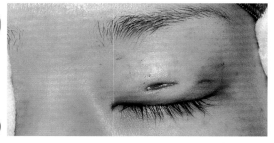

a

在中央部切开大约 7 mm 的小切口，并将其下方的软组织切除。在睑板前仅留下一层结缔组织

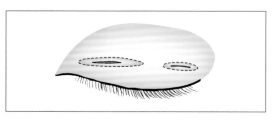

b

显示皮肤切开线和皮下软组织的切除范围
★ 要点是皮下切除范围应越过皮肤切口的左右部分
即使皮肤切口很短，只要皮下软组织处理恰当，也可以获得接近全切开法的效果。缝合皮肤时，如果在未切开的部分也进行皮下固定缝合的话，可以形成持久的重睑线

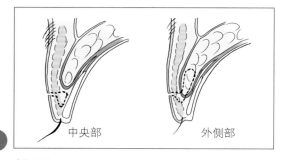

中央部　　外侧部

c

断面图
适量切除皮下软组织

图 14

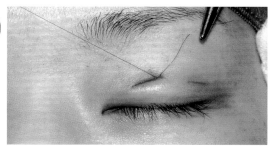

缝合睑缘侧皮下组织、一部分眼轮匝肌和睑板（7-0 尼龙线），皮下固定

图 15

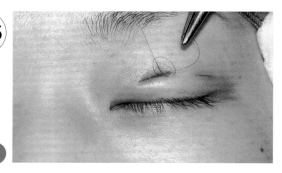

a

同样在两个部位进行皮下固定

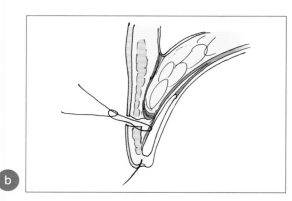

b

图示为断面图。在睑缘侧将缝合线缝入深层肌肉层中
★ 缝合层如果太浅，贴近皮肤，缝合线会出现凹槽，导致闭眼时不自然

步骤 5　皮下缝合切开的睑缘侧皮肤：为了使重睑线不消失，必须进行这一操作（图 14）。

用 7-0 尼龙线固定两个部位。固定缝合以使睑板和睑缘切开线下的眼轮匝肌连接起来（图 15）。

步骤 6　缝合皮肤：用 7-0 尼龙线以 1 mm 的间隔缝合，完成手术（图 16~18）。

步骤 7　包扎：为防止术后出血滞留在缝合部皮肤边缘，顺次包敷凡士林纱布、湿纱布和干纱布，胶带固定，结束整个手术过程。

图 16

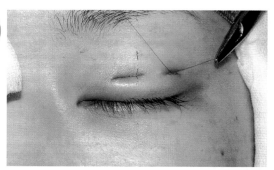

外侧皮肤切开部位也同样实施皮下固定，使睁眼时容易产生清晰的重睑线

3. 术后注意事项

1）术后注意事项中的要点

① 手术当天不要俯卧，尽量不要说笑，保持安静。

② 冷敷眼眶周围。

③ 如果第 2 天皮下瘀斑不明显，可以不用包敷。

2）术后处理

一般来说，术后第 2 天换药，第 5 或第 6天拆线。

第 7 天可以开始化妆。

3）术后拍照

原则上，拍摄术后即刻、拆线后即刻和术后 1 个月的照片。

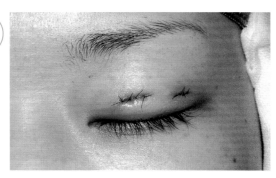

图 17

缝完皮肤的状态

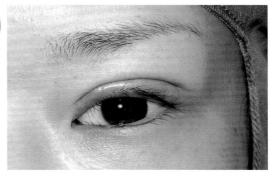

图 18

手术结束时睁眼状态。由于局麻药的肿胀作用，宽度看上去比最终结果要宽，但重睑线清晰

该手术方法的要点和小结

1）在预定的重睑线中央部做一个 7~10 mm 的小切口。

2）适当切除切口部位左右以及深层的软组织。

3）把切口线的睑缘侧上缘皮下组织缝合固定到睑板上（2 针）。

4）用 7-0 或 8-0 尼龙线。

5）为使重睑线保持较长时间，也可在切口线两侧采用固定补充缝合。

6）如果眼睑臃肿，在外侧切开皮肤并切除眶隔脂肪。为使重睑清晰稳定，应增加这一操作。

☞ 补充说明 2

术后潜在风险、并发症及对策

常见

1. 肿胀

术后肿胀一定会发生，不同患者之间有一定程度上的差异。如果肿胀较严重，因为只有切口部位看上去是凹陷的，所以可能暂时看起来不自然。

2. 切口发红

大约需要半年的时间才能消退。如果患者是瘢痕疙瘩体质，则需要更长的时间。

3. 皮肤知觉迟钝

从缝合线到睑缘的皮肤感觉神经在切开手术中会被暂时切断。大约 2 个月后，感觉能基本恢复正常。

4. 睁眼时的异常感觉

患者会有感到阳光刺眼、视力下降等非特异性的主诉，均是暂时的。这是平衡调节功能暂时失衡所致。嘱患者不用紧张，会逐渐恢复正常。

偶见

1. 皮肤瘀斑

    如果没有血肿（肿块），一般在 2~3 周内消失。

2. 眼神有时看上去过于犀利或者极不自然

    有时外观虽状态良好，但也有可能被认为眼神不自然、欠柔和。这是对急剧变化所产生的主观判断的结果，是暂时性的。逐渐习惯后，这种异常感觉会消失。

3. 重睑宽度的左右差异

    即使左右眼睑同时进行手术，要使左右重睑的宽度完全相同是一件非常困难的事情。如果在手术前确认了切口线的位置，但还是出现左右差异，那一定是中间固定位置有左右差异。如果手术中发现，进行修正即可。如果手术后差别明显，而且 2~3 周后仍无改善，可对一侧进行修复。

罕见

1. 血肿

    当发现血肿时，应打开伤口并进行处理。

2. 眼睑肿胀的状态一直不消退

    上睑皮肤偏厚者，重睑手术后看上去会有眼睑臃肿的现象。术前向患者充分说明这种可能性的存在很重要，患者须等待适应。

非常罕见

重睑消失

    不论是局部切开法还是小切口法，重睑消失都是非常罕见的。如果重睑消失，通常原因是软组织切除不足和中间固定不足。修复手术时可采用全切开法或拆线式缝合法（珠子法）。

补充说明

补充说明 1

笔者的局部切开法经验

20 年前笔者去札幌旅行时，按计划访问了最好的朋友新富芳尚医生的诊所。这是个很繁荣的诊所。交流中，新富医生突然说："市田君，我给你做个眼睑手术怎么样？"笔者稍有犹豫，但马上回答说："好，谢谢！"作为患者，笔者接受了手术，因为笔者判断不会再有这样的机会了。

当然，笔者那时已 50 多岁了。笔者注意到由于眼睑下垂，在镜子里看到的眼睑和自己照片中的眼睛已经大不一样，笔者正准备找机会接受手术。这个决定使笔者体验到了新富医生的局部切开法。手术后当天晚上，笔者这个"不良患者"和同事、员工一起去喝啤酒、唱卡拉 OK 等（作为患者，本来是不允许做这样的事情，应该注意少说笑、安静休养、不能喝酒等）。即使如此，笔者的眼睑也没有肿起来，这说明"新富法"这种低损伤手术一点也不输给埋线法，而且效果良好。能够幸运地亲身体验手术，笔者真的非常感谢新富医生。

在显微镜下用 8-0、9-0 的尼龙线缝合皮肤和用 7-0 的尼龙线或 PDS 线缝合皮肤有很大的差别。感觉就像普通外科医生用 3-0 或 2-0 的丝线缝合皮肤与整形外科医生用 5-0、6-0 的尼龙线缝合皮肤的差异一样。总之，在几乎看不出缝合线的情况下，伤口就完全愈合了。对掌握显微外科技术以及对这种手术方法充满十足信心的新富医生来说，这是理所当然的。从那以后，笔者自己也开始采用新富医生的方法进行局部切开法手术。当然，

也进行了部分"改进"。

补充说明 2

基于原创手术方法上的改良

笔者自己在尝试别人的手术方法时都会尽可能地忠实于原创法，但实际上这很困难。因此，笔者的"新富法"肯定是另一种改变了的"新富法"。所有的外科医生都是匠人，都以自己的技术感到自豪。因此，对他人方法的改进，只要遵守基本原则，笔者认为是可以允许的。

说起改进，笔者总是会想起一件事。笔者在北里大学整形外科学习时，总是把上司上石弘医生教的唇裂手术（"上石法"）进行部分改进，所以经过几次手术后，上石医生上手术台对笔者的手术进行指导，帮笔者修正"轨道"。结果，笔者既学到了上石医生手术方法的重点，又改正了自己"不伦不类"的"创新"，所以技术得到很大提高（上石医生后来去近畿大学做了教授。在以往笔者见过的医生中，上石医生是唯一一个"真正熟练的"整形外科医生。多亏了医生的教育，奠定了笔者整形外科的基础）。

笔者在指导年轻医生时，都是让他们先尽可能忠实地模仿笔者的手术，等能完成后，再按照自己的方法去做尝试。每当这个时候，笔者都会想起上石医生修正"轨道"的教导。笔者认为这句话实际上就是让你忠实基本原则。对别人的方法进行改进的本质就是应该做得更好的意思。接受指导的人应该虚心地接受忠告。如果听不进去，则会耽误技术上的进步。

3 | 埋线式重睑术——皮肤侧打结法

引言

1）目前 90% 以上的患者都希望以埋线缝合法（以下简称"埋线法"）作为重睑术的首选方法。

2）但在实际手术时，如果预测采用埋线法，重睑线会很快消失，则应该向患者说明清楚，最理想的方法应该是切开法。

3）埋线法大致分为皮肤侧打结法和结膜侧打结法，各有所长（表 A）。在本章中，对于应用广泛的皮肤侧打结法，笔者对自己的方法进行了说明，并对其他几种方法用示意图的形式予以解释。

4）**采用皮肤侧打结法进行埋线式重睑术时**，只要决定了重睑线，就可沿着设计线，将缝合线在皮下浅层穿过一定长度和范围，然后把缝合线固定于睑板或上睑提肌后连接起来打结。该方法将缝合线打结在皮肤侧，技术难度不大，在临床上应用广泛。

 表A **埋线式重睑术：两种手术方法的比较**

	与皮肤的连接位置	打结的位置	技术特点	优、缺点
皮肤侧打结法	上睑提肌 Müller 肌	皮下或肌层	缝合线的松紧对调节手术后重睑宽度很重要（难点）	针孔的瘢痕（2 mm）可能会比较明显
	睑板	皮下或肌层	与其他方法相比，较简单。重要的是打结部位要在肌层内	打结部位（线结）可以被触及，可能引起眼睑皮肤皮样囊肿，但拆线较容易
结膜侧打结法	睑板	肌层下睑板前面	技术难度大。确定打结深度位于睑板前的位置非常重要并有一定难度	皮肤侧的肿块不明显，但拆线困难

术前咨询指南

术前咨询时决定手术方案。

1）术前视诊要点

◎ 眼睑的臃肿或凹陷程度

◎ 睁眼宽度，有无上睑下垂，有无左右差异

◎ 睁眼时有无抬高眉毛的习惯，抬高程度与左右差异

2）术前问诊要点

◎ 是否使用过双眼皮胶和使用年限

◎ 希望术后形成的重睑形态（开扇形、平行形，重睑宽度等）

3）术前检查

○ 根据情况进行视力检查和血液检查

4）知情同意

○ 详细说明手术后可能发生的情况（见下文）

虽然专家学者们设计出了各种手术方法，但在手术性质上，重睑消失的可能性都存在。在这里，笔者将对自己的手术方法进行说明，同时也对部分专家学者的手术方法予以解释。

案例 1 市田法（25 G 针引导法）案例

解说：患者仅希望对右眼进行手术。

患者每天早上使用胶粘剂（最流行的商品就是双眼皮胶，现在成了胶粘剂的代名词），有时会发生接触性皮炎。患者从学生时代就开始用双眼皮胶，大约两年后，左眼变成了自然重睑（图 1）。

患者的眼睑不太臃肿，看似容易做出重睑线。

1. 手术方案

1）用简单的埋线法就可以获得满意的结果，所以选择了只固定一个部位的手术方法（图 2）。

2）手术埋入缝合线的原理和鹤切法相同。但是如果使用 25 G 针，优势是只需要在皮肤上开一个小孔。

2. 手术步骤

设计

在决定重睑线时，让患者取坐位并拿着镜子，确认希望做的重睑宽度。

★ 双眼皮胶形成的重睑线不一定是患者希望的，再次确认非常重要。☞ 补充说明 1

麻醉

滴入点眼麻醉液 1~2 次行结膜囊内表面麻醉。

然后，用 1 ml 30 G 针注射器注射含 1% 肾上腺素的利多卡因溶液，仅麻醉皮肤侧的预定重睑线。

之后麻醉结膜侧。注意，如果麻醉液不能完全浸润睑板上部边缘的内侧和外侧，可能镇痛效果不充分。

★ 麻醉的另一个要点是，当注射皮肤侧用针横穿皮肤表面可见的血管时，要比血管更浅。

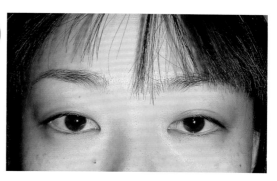

图 1

案例 [26 岁女性] 术前
左眼在使用双眼皮胶后形成了自然重睑。为与左眼相对称，希望对右眼进行重睑术

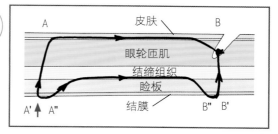

图 2

用 25 G 引导针进行皮肤侧打结法的示意图。⬆是缝合线的起点。黑箭头代表缝合线的前进方向，缝合线置于引导针腔中被引导

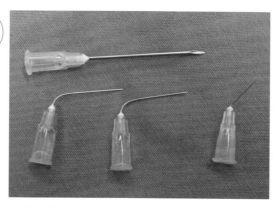

图 3

图示为针，针尖表面倾斜 45°

结膜侧的麻醉是为了使结膜膨胀隆起，所以只在浅层注射麻醉液（图6）。

手术

步骤1 引导针（25 G针）弯曲45°，使其易于使用。图3是用于该手术的所有针（局麻用30 G，开孔用18 G）。

步骤2 标记重睑线的点（图4、5、7）。沿预定重睑线将穿线两端标为A、B点。然后，用18 G针在B点开孔（斜行方向，深度大约3 mm）（图8）。

步骤3 几乎就在皮肤浅层下方将引导针从B点穿刺入A点。

★ 引导针开始穿刺时，在18 G针孔深部2~3 mm处朝皮肤方向斜向前进，到了几乎皮下浅层时水平推进。目的是为了把最后打结的线结尽可能埋入深部（图9、14）。

步骤4 为了使引导针穿透睑板背面，将睑板翻转，然后将引导针从前面标记的A'点穿出（图10~12）。

★ 针尖端并不总能准确地从A'点穿出，只要与睑缘的宽度和A'在同一水平即可。

步骤5 用7-0的尼龙缝合线穿进引导针腔（让其完全到达针的底部）（图12）。

步骤6 取出引导针，缝合线从A'点穿入，从B'点穿出（图13、14）。

步骤7 翻转睑板，引导针从B"点穿入，从A"点穿出（图15）。

步骤8 把A'点的缝合线穿进引导针腔中，当拔出引导针时，缝合线从B"点穿出（图16~18）。

步骤9 最后，从B点到B'点贯穿引导针（图19、20）。

步骤10 把B"点的缝合线穿进引导针腔中，当拔出引导针时，缝合线从B点的孔中穿出（图21、22）。

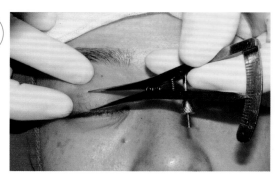

图4

在右睑9 mm宽的位置做标记（仅限伸展位置），以匹配左睑的重睑宽度

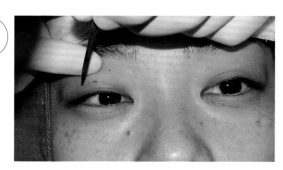

图5

在睁眼状态下测量5.5 mm

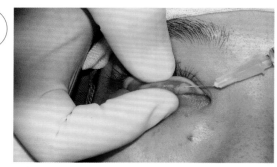

图6

麻醉皮肤侧的重睑设计线后，翻起眼睑，在结膜侧的睑板上缘，从内侧到外侧使黏膜部充满麻醉液使之膨胀隆起（注射层次不能太深，太深容易导致出血，造成血肿的可能性增大）

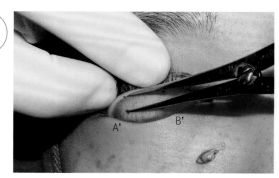

图7

在结膜侧距离眼睑边缘4 mm宽处做标记（A'和B'点）

图 8

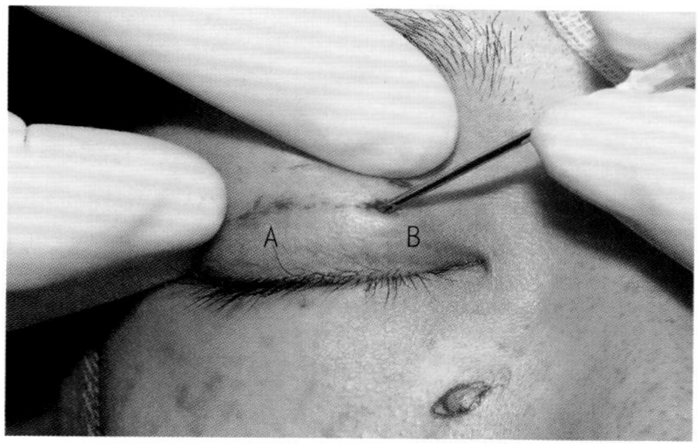

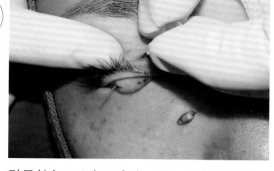

在 B 点处用 18 G 针开一小孔（直至睑板）

图 9

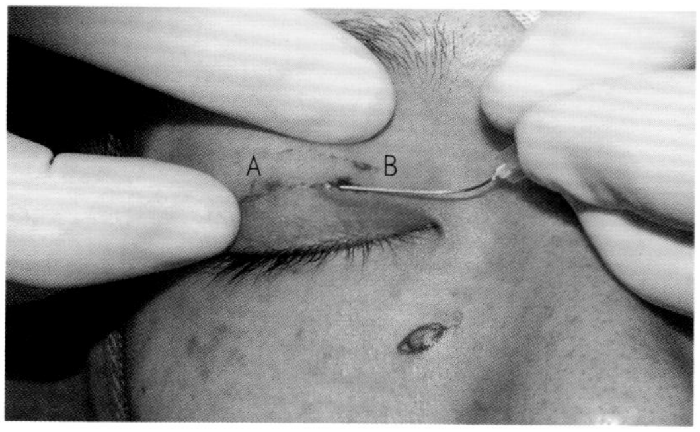

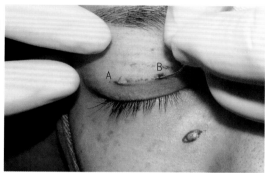

从 B 点小孔穿刺入 25 G 针，沿重睑线进针，从小孔深部 2 mm 处斜向皮下向 A 点进针

图 10

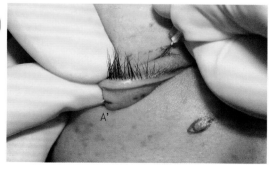

25 G 针到达 A 点时翻转眼睑。以针尖作为支点，用手把持睫毛侧眼睑较容易将眼睑从眼球分开并翻起

图 11

翻起的同时将 25 G 针从 A' 点穿出

图 12

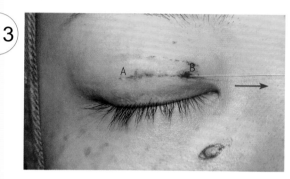

引导针（25 G）已穿出。将 7-0 尼龙线穿入针腔

图 13

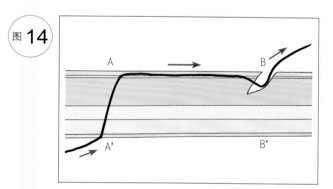

拔出 25 G 针，缝合线从 A' 点穿入，从 B 点穿出

图 14

图示为目前状态。红色箭头示意缝合线的前进方向

图 15

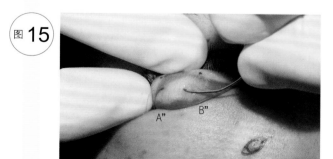

翻起眼睑，引导针从 B" 点穿入，从 A" 点穿出

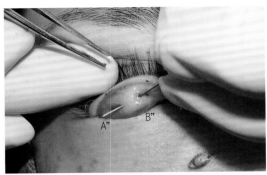

图 16

把从 A' 点穿出的 7-0 尼龙线穿入从 A" 点穿出的 25 G 针腔

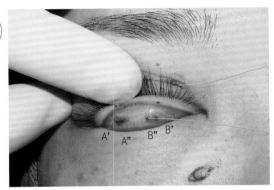

图 17

拔出引导针时，从 B 点进入的缝合线将朝 A → A' → A" → B" 移动

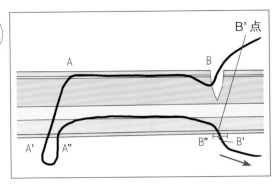

图 18

图示为目前的状态。A'、A" 及 B'、B" 的距离应在 0.5 mm 以内

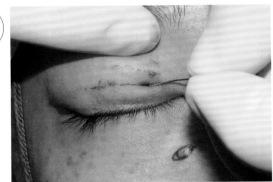

图 19

引导针从 B 点的小孔穿入，从 B' 点穿出

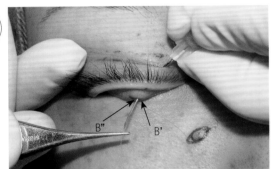

图 20

将 B" 点的尼龙线穿入 B' 点的引导针腔

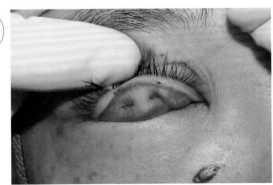

图 21

拔出引导针，缝合线两端从 B 点的小孔穿出

此时，缝合线的两端都将从小孔 B 点中穿出。

步骤 11 把 B 点的两条缝合线打结。

★ 将探针放入缝合线环，转动探针收紧缝合线后拔出探针，操作可很顺畅（图 23～27）。

3. 术后注意事项

1）手术时用 18 G 针穿刺的小孔涂抹抗生素软膏即可，无须包扎。

2）手术当天冷敷眼眶周围，防止肿胀。指导患者手术后 1 周仅须夜间冷敷以助睡眠（图 28～31）。

3）术后第 2 天就可以眼部化妆。

4）最近由于花粉症等，眼睑结膜发痒的人很多。要尽量避免揉搓眼睑（重睑线消失多是由于患者自己揉搓眼睑）。

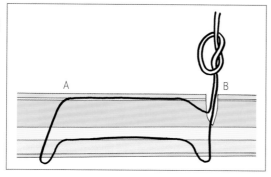

缝合线两端从 B 点小孔穿出的示意图。如图所示打结

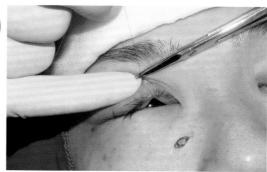

在离结 0.5 mm 内将线剪断

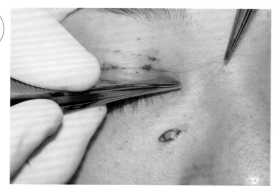

打"双线结"。把 2 条缝合线束在一起结成一个环

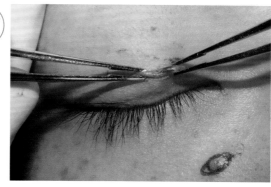

钳住小孔两端确认结的深度

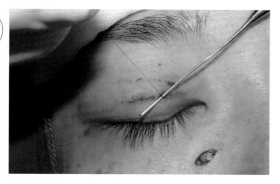

将探针插入环中，边拉线边转动探针将线拧紧，之后拔出探针

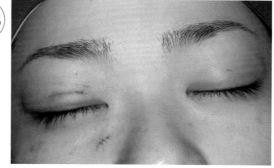

手术结束后闭眼状态

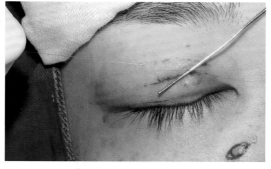

拔出探针后，再将探针插入结内（环内）并两次打结

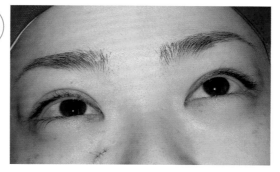

手术结束时睁眼状态。与左眼相比，由于麻醉液的膨胀作用，重睑看上去很宽

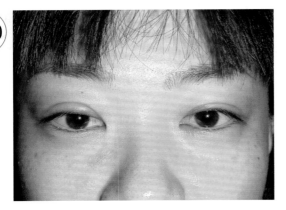

术后 7 天

上午的照片仍有些肿胀，下午就消退许多。肿胀会逐渐消退

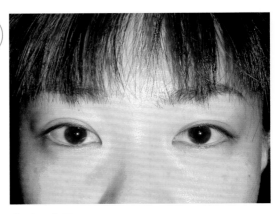

术后 1 个月

此时，肿胀虽达不到100%完全消退，但与之前相比，已消退了很多

案例2 市田两点法（25 G 针引导法）案例

解说：患者本来就有重睑，为加宽来院求诊（图1）。患者已到了眼睑皮肤容易出现松弛的年龄，决定采用两点法手术。这种手术方法是用 25 G 针引导缝合线并在皮肤侧打结，技术简单。

☞ 补充说明 7

1. 手术方案

1）为了形成比原来宽 2 mm 的清晰的重睑，决定采用两点法，在较大范围内形成重睑。

2）在预定重睑线内外两侧采用埋线法进行手术。

2. 手术步骤

设计

让患者取坐位看着镜子，决定重睑线。

麻醉

同案例 1。

手术

手术过程与案例 1 相同，在眼睑内外两侧操作（图 2~13 ）。

3. 术后注意事项

同案例 1。

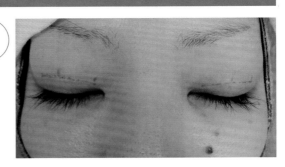

案例 2 ［31 岁女性］术前

本来有重睑，希望加宽2 mm

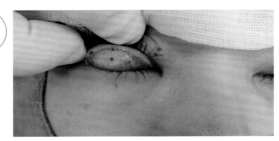

在结膜侧睑缘 4 mm 的位置做标记（中央，内侧的 3 点）

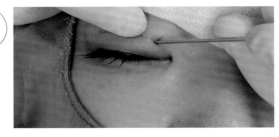

用 18 G 针在内侧和中央的两点处倾斜方向开 2 mm 的孔

图4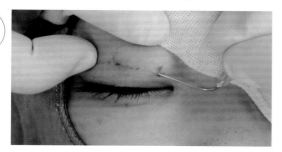

用 25 G 针从 18 G 针孔进入到皮下浅层并推进到中央部

图9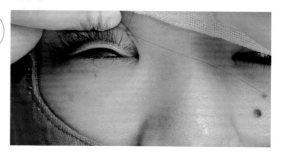

拔出 25 G 针后，尼龙线从 18 G 针孔穿出

图5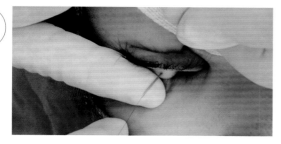

从中央部皮下贯通睑板，将 7-0 尼龙线穿入从结膜侧穿出的 25 G 针，拔出 25 G 针

图10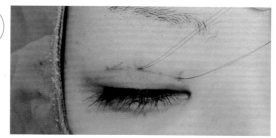

两点法的线头从 18 G 针孔穿出

图6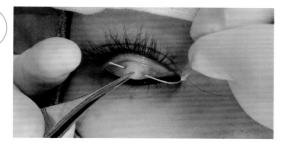

用 25 G 针贯通内侧点到中央部的标记

图11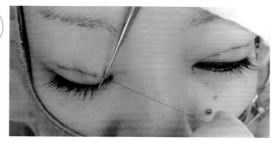

打终止结（不要太松）

图7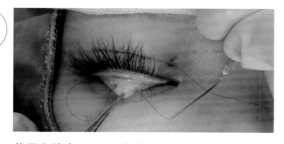

将尼龙线穿入 25 G 针腔，拔出针

图12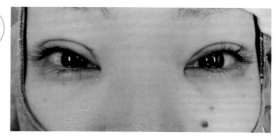

手术结束时的睁眼状态

图8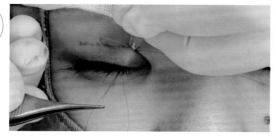

将尼龙线穿入从 18 G 针孔穿出的结膜侧内侧点的 25 G 针腔

图13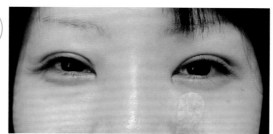

术后 1 周的状态

该手术方法的要点和小结

1）决定了重睑线就等于手术做完了一半。

2）在决定重睑线时，患者一定要取坐位。

3）在皮肤侧开小孔时，使用 18 G 的针。

4）请注意，不可能得到与使用双眼皮胶等简易方法得到的重睑完全一致的效果。

5）最重要的是怎样把缝合线的打结部分埋在皮肤下。

6）不要使缝合线暴露在结膜侧超过 1 mm 宽度。

7）打结时不要太紧。如果打结太紧，随着时间的推移，线会对皮下软组织产生切割作用，会使重睑线松动。

8）须对患者强调该手术方法有不影响日常生活的优势，但是松弛变化的可能性较大。

术后潜在风险、并发症及对策

常见

1. 肿胀

　　肿胀是肯定会出现的，不同患者之间有一定程度上的差异。"埋线法不会发生肿胀"完全是一个商业炒作。患者总是问会肿到什么程度，由于个体差异，回答这个问题非常困难。笔者用 10 张案例照片来解释肿胀的程度。重睑术只要看眼部的照片就行，做成相册很容易。

☞ 补充说明 2

★ 为了简单方便，说明时可以告诉患者：肿胀大约 1 周会消退一半，2 周消退 70%，1 个月消退 90%。

2. 疼痛

　　当局部麻醉消退时，会有一定程度的疼痛，服用一次止痛药就会消失。几乎所有患者服用一次止痛药即可渡过疼痛期（顿服，通常开具两次的剂量）。

3. 眼部分泌物

　　采用埋线法做完手术后，几乎所有患者都会有睡醒时眼部分泌物过多的情况。2~3 个月后会基本消失。使用眼药水有一定的效果。

4. 睁眼时的异常感觉

　　这也是必然发生的情况，会有程度上的差异。所有患者均主诉术后睁眼时有被牵拉的奇怪感觉。但 1 周后，几乎没有患者再提及。换言之，这种情况会随着时间推移而变化、消失。

　　此外，对术前完全是单睑的人来说，在术后 2~3 个月，这种感觉可能会持续时间长一些，有的人可能持续半年。

偶见

（1、2、3 不是异常情况）

1. 皮肤瘀斑

　　由于针头损伤了血管造成出血，一般会在 2~3 周内消失。

2. 眼睛改变后的异常感觉

　　有时患者会因从单睑变为重睑而感到不适。使用过双眼皮胶的人大多知道结果，所以不用担心；但对根本没有准备，只是茫然地希望做重睑手术的患者，应该注意对其解释说明。从医生的角度来看，如果手术是成功的，就没必要担心，等待恢复即可。

3. 眼睑肿胀的状态一直不消退

　　原本皮肤偏厚者可能会抱怨这种情况。即使肿胀早已消退，但因眼睑皮肤偏厚，仍会感到肿胀的人很多。在手术前向患者反复说明清楚可避免不必要的麻烦。

☞ 补充说明 2

4. 重睑宽度的左右差异

如果差异达到 1 mm，就有必要修复。1 mm 以下就没有必要考虑修复。术前对特别在意双侧差异的患者，强调左右稍有差异反而会更自然很重要。

☞ 补充说明 3

5. 重睑线消失

只要是埋线法重睑术，就有可能出现重睑消失，这是不可避免的。美容外科手术的特殊性是手术方法的最终选择权在患者，即使是看上去较臃肿的眼睑，应该选择切开法手术时，如果患者希望采用埋线法，那也只能优先考虑患者的意愿。因此，重睑早期消失是非常有可能的。以笔者的经验，埋线法手术后，重睑 1 年内消失者占 5%，3 年内消失占 20%，5 年内消失占 20%，5 年以上不消失的占 55%。这些数字对大多数整形美容外科医生来说没有太大的差异。

罕见

1. 血肿

对埋线法来说，皮下瘀血经常发生，但一般不会发生血肿。如果发生这种情况，那应该是由于疾病或者抗凝血剂引起。根据程度，有必要打开伤口，清除血肿。

2. 埋入的缝合线从结膜一侧露出，刺激角膜产生疼痛

这是由于某种原因导致缝合线松动，刺激角膜，有必要去除缝合线。虽然很少发生，但是也有患者会对尼龙线（尼龙线被认为是生体内异物反应最少的）产生异物反应，所以有露出的可能性。患者出现这种紧急情况时，应该毫不犹豫地去找手术医生。如果去看眼科医生的话，不一定都会采取适当的措施。手术医生有责任地来处理这种情况。

3. 缝合线从皮肤侧露出

采用结膜侧打结法手术时，在皮下浅层穿行的 25 G 针可能会在局部穿过表皮层。日后在这个部位，缝合线可能露出于皮肤上。笔者在3000 多个案例中曾遇到过 3 例，可以说是非常罕见的（ very rare ），但说明仍有这种可能性。

如果患者不想拆除缝合线，可尝试对露出部分局部麻醉后做一个浅表切口，然后将缝合线自然地埋入；或者将缝合线全部拔出，大约3 周后再重新进行手术。

4. 睑板腺囊肿

这是原本就容易出现睑板腺囊肿体质者手术后经常出现的情况。只需要切开去除，但如果是缝合线引起的，就应该拆除缝合线。这样重睑线可能会消失，所以在手术前要向患者说明。如果患者不喜欢频繁出现，就只能采用切开法重做手术。

如果采用埋线法手术，应该向患者说明如果出现睑板腺囊肿时，应首先到（在去眼科诊所之前）手术医生那里接受治疗。

非常罕见

眼球损伤

通常不会发生眼球损伤。如果术中使用保护眼球的眼盾，就能够完全避免。必须绝对注意。

☞ 补充说明 4

其他专家的方法

埋线法中有多种方法，都是经过深思熟虑得出来的。但是从根本上来说，埋线法并不是全能的。对案例的筛选可使重睑线消失率降低，但是即使知道会早期消失，如果患者依然坚持采用埋线法，也只能优先考虑患者的意愿。各种方法的消失率差异不大，这是没有办法改变的事情，因为埋线法的效果本来就不太稳定，但在临床中被广泛应用。所以，虽然目前各位专家有各自的方法，但没有一种方法是绝对最佳的。

皮肤侧打结法可细分为两种方法，即从睑板穿过缝合线的方法，以及从上睑提肌穿过的方法。以下将对各自的特色做进一步说明（表 A）。

前一种方法的缝合线要尽量收紧；而后一种方法因为有来自重睑线上方上睑提肌的牵拉，缝合线的收紧程度很难调节，收得太紧会形成不自然的重睑。

其他专家的手术方法（平贺法和鹤切法）

图 A~D 为平贺法和鹤切法的示意图。

平贺法

平贺法的标准两点法是在预定重睑线三等分的位置上开个小孔，以小孔为中心在 5~6 mm 宽的范围内进行垂直褥式缝合。针从图 A 的红色箭头开始按①、②、③的顺序前进，在⑤的位置将缝合线的两端从小孔穿出并打结。如此重复两针。

这种方法不让缝合线在结膜侧露出，而是在皮肤侧打结。笔者认为这是一种安全并且更稳定的方法。

鹤切法

鹤切法（图 B）在 1988 年由日本美容外科学会杂志（《日美外报》）发表后，因其技术最为简单，所以被许多初学者推崇和学习。但是，如果缝合线没有收紧，露在结膜侧的线未被埋入，就会产生刺激角膜的不良情况。当然，发明者本人对这种情况完全了解，为了避免这样

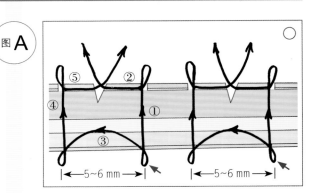

平贺法（两点法）

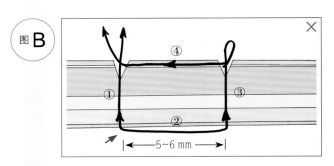

鹤切法原法
手术后在结膜侧露出 7 mm 的缝合线

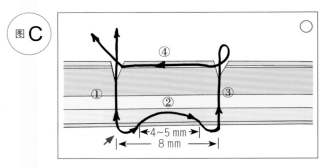

改良的鹤切法
改良法于结膜侧减少了缝合线的露出

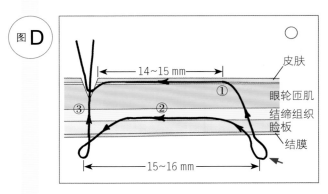

笔者的方法

的情况发生，应该认真谨慎地进行手术。如果忠实遵守原法应该不会出现问题，但术后的缝合线露出太多可能会成为障碍。此外，由于技术简单，非整形外科医生也开始采用此方法进行手术，所以造成麻烦的概率很高。1997年，鹤切在《日美外报》上发表了改良方法（图C）。简单地说，就是缩短了露出在结膜侧的缝合线。

☞ 补充说明 5，6

补充说明

补充说明 1

是否把双眼皮贴形成的重睑线视为手术重睑设计线

皮肤粘着剂双眼皮贴形成的皮肤凹陷即双眼皮贴性重睑。要知道，这种凹陷不一定是让接受手术的患者满意的重睑线，特别需要对较宽幅度的双眼皮贴性重睑引起注意。如果按此种重睑线进行埋线重睑术，会形成宽度超常的重睑状态。为防止这种状况，至少要关注凹陷在结膜侧的位置（睑缘至双眼皮贴性皮肤凹陷的位置）。若为3.5 mm、4 mm、4.5 mm 的宽度，一般不会形成过分宽度的重睑。手术时设计重睑宽度窄于双眼皮贴性重睑宽度是一种安全和明智的选择。

补充说明 2

皮肤厚度偏厚者肿胀不会消退吗?

通过重睑手术，眼睑皮肤的弯曲部分相对术前向上移动。眼睑的皮肤原本很薄，而靠近眉毛部位的皮肤几乎和面部皮肤一样，厚度增加。在睫毛和眉毛之间，眼睑（薄）皮肤的宽度有个体差异。因此，在眼睑皮肤宽度窄的人，当弯曲的位置在眼睑术后向上移动时，弯曲中心的曲率半径增加，这使得皮肤外观上看似肿了起来。向患者做如下说明容易使其理解："当折叠电话簿（厚）和杂志（薄）时，表面的曲率半径有明显差异。如果把曲率半径做成一样，杂志就会产生相当大的间隙，这个间隙就是'肿胀'。相反，电话簿并没有'间隙肿胀'，但它看起来似乎比杂志臃肿。"

当笔者还是一名年轻医生时就常被患者追问"为什么肿胀不消退，什么时候消退"，因此笔者想到了用电话簿和杂志来比喻说明。

补充说明 3

重睑宽度的左右差异

笔者经常遇到对轻微的左右差异非常在意的患者。这会使患者和医生都感到不舒服。从医生的角度来看："这点左右差异在误差范围，无须在意。"但作为患者："做了手术，当然要左右完全一样。"患者的抱怨有些道理，但是希望患者了解人不是雕塑。手术前一定要对患者说明清楚这一点。

向患者说明"每个人的面部都不是完全对称的，总有微小差异，所以重睑通常也会有微小差异。这是正常的"。这并不是谎言，是在向患者普及常识。

实际上，笔者制作了一本女演员和模特的照片专辑，术前让患者仔细观察每个人的眼睑状态，让他们发现照片人物重睑左右宽度略有不同，以此来理解一般人都是这样的。如果术前不沟通，等术后患者感到左右差别现象明显时再来说明，患者会认为这是个托词，效果会减半（有时术前忘记说明，恰好又遇到了神经质的患者，让其理解这些的确是一件煞费苦心的事情）。

"如果患者对左右差异绝对不能容忍，最好不要接受手术，不制造多余的麻烦是更明智的选择"，特别是对神经质的患者。

一般来说，准备接受整形手术者虽有程度上的差异，但具有执著性格的人很多。因为这样的人很多，所以为了不让这种性格朝奇怪的方向发展，使其成为懂得常识的人，作为医生指导其理解"正因为有少许的左右差异才自然"也很重要。

补充说明 4

是否需要戴眼盾保护眼球

有效利用 25 G 针的方法和其他埋线法一样，因为在眼球附近操作，手术风险非常高。因此，在尚不熟练的时候应该使用眼盾保护。另外，让患者戴上保护眼球的眼盾就不用担心损伤角膜，患者也会感到安心，是一种非常有效的方法。

笔者在最初的 100 个案例手术时也是采用这种保护方法，后来嫌麻烦就不再使用。但是，从 10~15 年前又开始使用。这就好像是汽车安全带。已经超过 70 岁但仍然在做整形外科的医生不少，让患者感到不安将是一件困惑的事。所以无论做什么手术，戴眼盾都是一个非常不错的选择。

补充说明 5

鹤切法的功过

鹤切法的优势是手术方法简单。因此，在当时，"生吞半嚼"的追随者一下子增多。越是不熟练的美容外科医生，越有追捧该方法的倾向（因为简单）。事实上，有多位患者经过 2 年多时间，结膜侧仍露出 10 mm 长的缝合线，最近因为疼痛来到我院就诊。难道做该手术的医生认为缝合线能自然埋入吗？

该方法发表时正好是埋线法的繁荣时代，肯定有许多美容外科医生认为这个方法简单便利，给很多患者做了手术。手术简单、容易

推广是一件好事。在日本，埋线法重睑手术在第 2 天就可恢复日常生活，对患者来说是件非常有利的事，也对推动学科发展有着重大的意义。但是，这种手术方法对不熟练的医生而言是非常危险的。鹤切医生是位非常谨慎的医生，在手术中肯定会牢牢拉紧缝合线并把缝合线埋进去。正如笔者所料，追随者只是盲目地模仿，结果导致了很多不良后果。

事实上，平时用埋线法操作了许多案例的正统美容外科医生一般不会去盲目追随这个方法，笔者也同样认为这个方法很可怕。鹤切医生肯定会非常注意线的收紧方法。之后，已故的畷稀吉医生等人在学会上做了相关报告，指出追随者如果不注意将非常危险。在数年后，鹤切医生对自己的方法做了改良，并发表在 1997 年的学术期刊上。

即使是用笔者自己的手术方法，对手术后在结膜侧有 2 mm 以内的露出线，笔者也会考虑将线埋入。虽说罕见，但如果线没有收紧，也有露出的情况。因此，现在的改良手术方法只在结膜侧保留 0.5 mm 以内的露出。缝合线不能收得太松，在睑板柔软的情况下不能太紧。

也有在其他医院做了埋线法手术因重睑线消失来诊的患者，线露在结膜面 2 年却没有造成什么伤害，真是让人为之一惊。露出 2~3 mm 就足够让人担心了。原始鹤切法露出 5 mm 以上实在让人不敢想象。总之，原始鹤切法已成为过去实在是件大好事。

补充说明 6

关于"快速法"的命名

整形手术的普及源自"快速法"埋线式重睑术的流行。埋线缝合法的重睑术广泛流行时正是繁荣时代。经济发展也是泡沫鼎盛时期。这一繁荣的推手是高须诊所的高须克弥

医生，他每天都在电视和杂志上宣传"快速法"重睑术，告诉观众手术后第 2 天就可以去上班或上学，是休息时间比较短的手术方法。他的节奏感加上一张快嘴引导了潮流。

在此之前，美容外科是个服务性行业，名流们热衷的形象非常鲜明，但现在一般大众也都能接受。从这个意义上说，笔者认为高须医生对美容外科的贡献非常大。

当然，这种流行不是从天而降、突然而来的，是在此之前经过许多整形美容外科医生的逐步努力，使得患者数量增加的结果。例如关西著名的旧白壁美容外科，凭着良好的效果和无失败案例的"珠子法"非常有人气，据说每天都有 10 例以上的重睑手术。

某种手术方法的流行，对其的命名非常重要。在这一点上，"快速法"的命名出类拔萃。另外，高须医生经常出现在媒体界，对美容外科向大众的普及做出了非常重大的贡献。

就这样，日本整形外科诊所成了普通家庭主妇和普通女孩经常光顾的地方。

补充说明 7

对最近应用的新两点缝合法的思考

最近，笔者的埋线式重睑术越来越多地采用本章所描述的用眼睑内侧和外侧两个点来进行的皮肤侧打结法。这个方法是笔者在年轻时从尊敬的平贺义雄医生（平贺整形外科现已休业）那里学习到的方法。埋线法确实在数年后会使重睑变浅，然后消失。有了这种案例的经历自然就会希望开发出让重睑能保持更长时间的手术方法。因此，笔者最近经常采用的手术方法就是用 25 G 针头进行两点缝合。这种方法确实固定范围广，可以在大范围内产生重睑线，从而形成更稳定的重睑。

这个方法是 2016 年的版本，临床应用时间不长，但它是笔者感到自豪的一个"作品"。笔者甚至自负地幻想能得到平贺医生的赞赏，"这是对我的手术方法的改良，终于接近了我的领域"。

然而，笔者必须用实践来证明采用该方法做手术可以使患者的重睑保持更长时间，这至少需要 5~10 年。笔者的目标是当自己 100 岁时仍然是一名整形美容外科医生，所以应该能够得到统计结果。笔者将对此前的方法和新方法做的案例中重睑的持续时间各选 50 例进行比较。以前的结膜侧打结法在临床应用已有 30 年的时间了，与今后 30 年相比会得到什么结果，我们将拭目以待。

4 | 埋线式重睑术——结膜侧打结法

引言

1）埋线缝合法（以下简称"埋线法"）是目前首次接受重睑术患者的首选，90% 的患者会选择该方法。过去，重睑术都是用切开法来完成，但现在多数患者会选择埋线法。从 1988 年到 1990 年，在我的诊所，每年完成的切开法手术与埋线法手术例数之比也完全反转了过来。

2）从那时起，埋线法重睑术进入了简单手术方法的范畴。患者从杂志和电视的宣传中获得知识，了解到埋线法是第 2 天就可以返回工作岗位的简单手术方法。其结果是使做手术的人急剧增加。

3）2003 年，"微整形"一词成了流行语，而埋线式重睑术也被列入"微整形"的范畴。

4）在笔者开展埋线法重睑术之前，是采用缝线缝合法来进行手术。但是为了满足时代的需求，笔者发明了自己的埋线法。这就是本章描述的手术方法。

5）该方法有效地使用 25 G 针作为引导，将缝合线的两端从结膜侧打开的小孔里拉出来，然后在结膜一侧打结。其结果是使线结置于睑板前方（最安全的部位）。

6）埋线法包含各种各样的方法，如果按皮肤侧打结法和结膜侧打结法来分，结膜侧打结法仅为笔者个人发明的手术方法。从过去 30 年的经验来看，与其他手术方法相比，这种方法在稳定性和安全性方面并不逊色。

7）该手术方法的唯一缺点是技术复杂，要熟悉它需要一些时间。当然，到目前为止，笔者仍然喜欢这种手术方法，而且只要是采用埋线法，笔者几乎都会使用这种方法。

☞ 补充说明 1

术前咨询指南

术前咨询时决定手术方案。

1）术前视诊要点
◎ 眼睑的肿胀程度
◎ 眼睑的皮肤厚度
○ 眼眶部的凹陷程度（太深则使手术操作难度增加）
◎ 睁眼宽度，有无上睑下垂，有无左右差异存在
○ 睁眼时的眉抬高程度和左右差异

2）术前问诊要点
○ 是否用过双眼皮胶和使用年限
◎ 希望的重睑形态（开扇形、平行形，重睑宽度等）
3）术前检查
○ 根据情况进行视力检查和血液检查
4）知情同意
○ 详细说明手术后的潜在风险和并发症（见下文）

两种手术方法

有两种手术方法。第一种是稍微复杂的方法A——双针法（double stitch 法），第二种是较简单的方法B——单针法（single stitch 法）。为方便起见，笔者将其称为手术方法A和手术方法B。笔者自己通常使用方法A，即双针法。用这种方法可以沿设计线在大约20 mm的范围形成重睑线，做出更确实的重睑。

手术法方法A（双针法）

图A展示了穿线方法。这种方法的特点是皮肤上只留下25 G针孔，线结打在睑板的上边缘（前缘）。

手术方法B（单针法）

图B用示意图展示了这种手术方法的缝合线状态。

手术方法B也可称为先前手术方法的简化版，即它省略了上述手术方法A中的步骤6~9。但是在该手术方法中，AD的最大间隔只能是15 mm。为此，笔者只在患者仅用双眼皮胶，并且已经有重睑

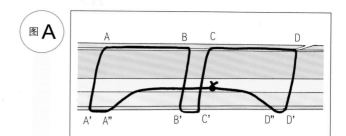

图A

手术方法A的示意图

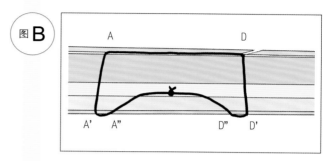

图B

手术方法B穿线方法的示意图

迹象且状态很稳定时才采用该手术方法。

详细说明请参照上述手术方法A的步骤（省略步骤6~9）。

案例 市田法（25 G 针引导法）案例

解说：患者为臃肿的完全单睑，使用过2年双眼皮胶，但仍无重睑迹象，因此决定手术（图1）。

1. 手术方案

选择可靠、稳定的手术方法A。

2. 手术步骤

手术步骤将按以下条目顺序说明。

设计

让患者取坐位看着镜子决定"重睑线置于哪个水平"基本上能确定结果。让患者取坐位看着镜子确定宽度最容易得到令人信服的结果。

另外，确定好重睑线的收缩位置在睁眼时离睑缘大约多少毫米，以确定结膜侧的出针水平。本案

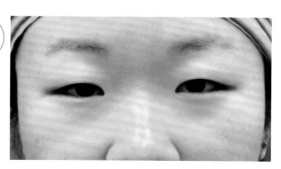

图1

案例 [18岁女性] 术前
臃肿的单睑状态。患者知道如果采用埋线法，在不久的将来，重睑可能会消失，但她仍希望其首次的眼睑手术采用埋线式缝合法

例的结膜侧宽度确定为 4 mm（在笔者的方法中，大多数情况下结膜侧的宽度通常是在 3.5~5 mm 的范围内）（图 2）。

☞ 补充说明 2

麻醉

尽量减少麻醉药用量，以免肿胀。皮肤侧为 0.1 ml，结膜侧在 0.3 ml 以内。

手术

步骤 1 在皮肤侧（A、B、C、D）和结膜侧（A'、A"、B'、C'、D'、D"）做标记，A-D 的宽度大约为 20 mm。

★ A'、A" 间隔和 B'、C' 间隔，以及 D'、D" 间隔应小于 1 mm（图 3、4）。

步骤 2 弯曲 25 G 针，使其更容易使用。针的切割面平行朝下，使弯曲的中心部朝前倾斜 45°（图 5）。

步骤 3 开始手术（图 6）。为安全起见，使用保护眼球的眼盾。☞ 42 页，补充说明 4

25 G 针从 D 点后方大约 2 mm 刺入皮肤浅层，进入 A 点（图 7）。

步骤 4 翻起眼睑，将针贯穿睑板从 A' 点穿出（图 8）。

★ 翻起眼睑的技巧是用针尖按压住睑板（把针作为工具使用），同时用另一只手拉睫毛部（让眼睑从眼球上浮起来）。在眼眶凹陷深的情况下，眼睑很难翻起，这个方法很有效。

步骤 5 将 7-0 尼龙线穿入 25 G 针腔，从另一侧穿出（图 8-c）。

步骤 6 解除翻起，25 G 针尖退至 B 点（图 9）。

步骤 7 重新翻起眼睑，将针尖从 B' 点穿出。然后拔出针腔内的尼龙线（图 10）。

步骤 8 再解除翻起，针尖退回到 C 点。

步骤 9 再将眼睑翻起，针尖贯穿 C' 点，将线穿入针腔（图 11、12）。

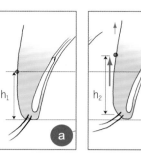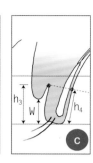

图 2

如何确定结膜侧水平

a 显示闭眼时的重睑水平位置（h_1 为闭眼时的重睑宽度）

b 使眼睑皮肤最大伸展时的重睑宽度 h_2 的距离较长

c 睁开眼睑时，在重睑状态下到重睑线的宽度 h_3 缩短。假设和 h_3 同等的宽度来确定 h_4（$h_3 \approx h_4$），之后容易形成自然重睑。w 通常被称为"重睑宽度"

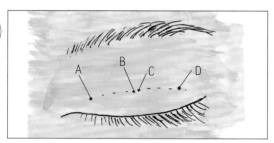

图 3

沿重睑设计线标记 A、B、C、D，但 B、C 在大致位置即可

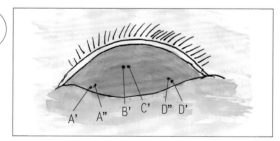

图 4

在结膜侧，用尺子确定从上睑边缘相同的距离（在本例中为 4 mm），标记为 A'、B'、C'、D'，在几乎同一条线上标记 A"、D"

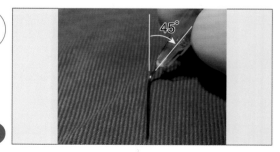

图 5

弯曲 25 G 针使其易于使用，如图所示，针的切割面与皮肤平行向下，弯曲手柄侧向前倾斜 45°

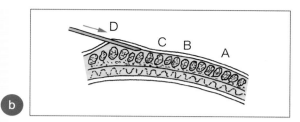

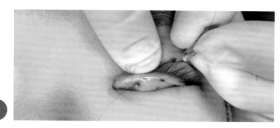

b

横断面示意图
在皮下浅层推进针

尼龙线穿入针腔
将7-0尼龙线穿入从结膜侧出来的针腔，穿到
线的中部。针尖退回到睑板前时解除翻起

c

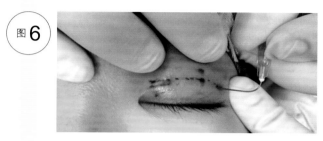

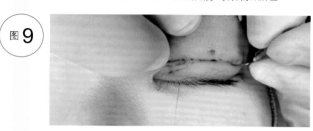

图6

开始手术
让患者看着镜子确定重睑线的最后位置并标记

图9

后退 25 G 针
将25G针后退到眼睑中央附近（B）（此时7-0尼
龙线留在针腔内）

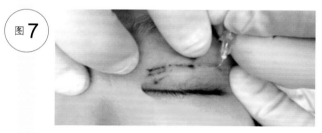

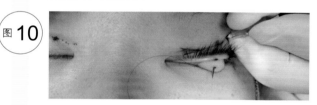

图7

25 G 针垂直刺入皮肤
25 G针的针腔垂直朝下进入皮肤
★过浅或过深都不恰当

图10

在眼睑中央部贯穿睑板
将25G针贯穿眼睑中央标记部位（B'），在穿出
大约1 cm的地方收回一半，尼龙线从针脱离看
似环状，拉住环部把线从针腔拔出

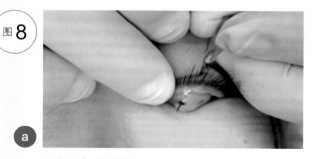

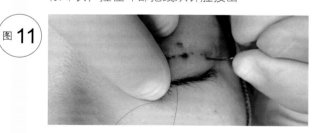

图8

a

贯穿翻起的睑板
在结膜侧，预先确定从眼睑边缘的距离并标记
★ 为使术后即刻看似自然重睑，保持标记比皮
　肤的收缩线窄一些

图11

再解除眼睑翻转，针后退
再次解除眼睑翻转后，针后退2 mm，翻起睑板，
将25G针从另一路线中央部的线出口1 mm以内
附近（C'）穿出

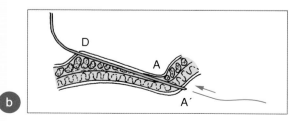

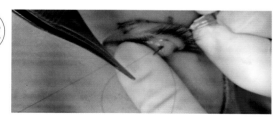

b

将 7-0 尼龙线穿入针腔

图12

缝合线穿入针腔内
将从中央部穿出的缝合线穿入针腔内

步骤 10 再次解除眼睑翻转，针尖回到 D 点。

步骤 11 再次翻转眼睑，针尖贯穿 D' 点，拔出针腔内的线（图 13~15）。

步骤 12 在眼睑翻转状态下，另一只手用带钩的镊子在中央部夹持住睑板顶部，用 18 G 针在睑板顶部 1 mm 处沿睑板前缘开一个深 8~10 mm 的孔（该部位在 B' 点上方，18 G 针和镊子形成交叉状态）（图 16）。

步骤 13 将 25 G 针插入先前开的孔的前端，从那里回针贯穿 A" 点。从针尖把 A' 的尼龙线穿入针腔，再把针拔出，线就从 18 G 针孔穿出（图 17~20）。

步骤 14 再把 25 G 针穿到同一 18 G 针孔（⚠ 这是该手术中最需要注意的要点！），回针贯穿 D" 点。从针尖把 D' 的尼龙线穿入针腔，再把针拔出，线从同一针孔穿出（图 21~23）。⚠ 线的两端必须从相同的 18 G 针孔穿出。

★ 这是手术中最重要的一点，否则线结将不能深埋于 18 G 针孔，可能导致手术后打结部位的线头刺激角膜。

步骤 15 拉住从针孔出来的两条线（图 24），做成一个环（图 25），把探针放入环内（图 26）。

步骤 16 为了把线结移到中央，转动探针，并且在拧紧到适当的地方拔出探针。为了收紧线结，用探针按住线结（图 27、28）。

步骤 17 再打结两次（图 29、30）。

步骤 18 在打结处留下 0.5 mm 的线，将线剪断（图 31）。

★ 确认是否将线结完全固定于结膜下（图 32、33）。

步骤 19 解除眼睑翻转，让患者睁眼确认重睑状态，完成整个手术过程。

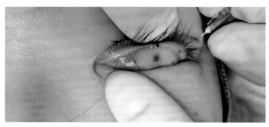

25 G 针后退
将 25 G 针后退到预定线的末端（D），以此为起点翻起眼睑

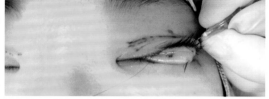

ⓐ

第 4 次贯穿睑板
翻起眼睑后，贯穿靠近插入点的预定点（D'）。然后把线从针腔内拔出

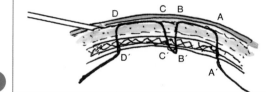

ⓑ

缝合线两端从结膜侧穿出的状态

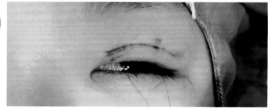

确认重睑线
7-0 尼龙线在预定设计线的内、外侧点穿出状态下让患者睁开眼睑，确认重睑线

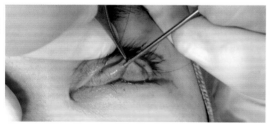

在结膜侧中央（睑板前）用 18 G 针开孔
在翻转状态下夹持住中央部，用 18 G 针从睑板上边的结膜向睑板前面开一个深 8~10 mm 的孔
★ 18 G 针的刺入方向和镊子交叉，诀窍是朝斜的方向开孔

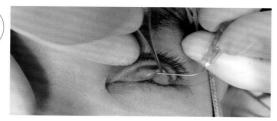

25 G 针迎向线出口
将25 G针从18 G针孔底部进到尼龙线出口

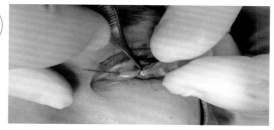

将 25 G 针从线出口穿出
★ 25 G针的穿出位置离尼龙线的出口点越近越好

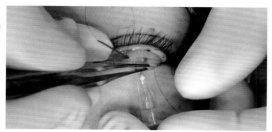

将线穿入 25 G 针腔内
尼龙线穿入25 G针腔后，拔针

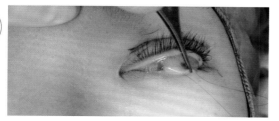

拔出 25 G 针
拔出25 G针后，尼龙线从18 G针孔穿出

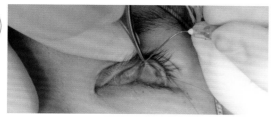

再将 25 G 针穿入 18 G 针孔
★ 正确穿入18 G针孔最为重要。如果不能正确操作，打结时，线结就不能送入18 G针孔底部，将会损伤眼角膜

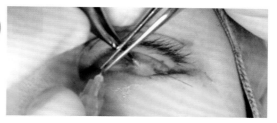

25 G 针从相反侧的线出口穿出
将25 G针从18 G针孔穿到对面尼龙线出口

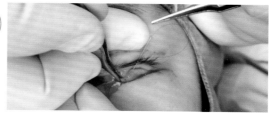

将缝合线穿入针腔
将穿出外侧的尼龙线穿入25 G针腔，同样拔针，两侧出来的尼龙线就同时送入18 G针孔里
★ 到此为止的操作中最重要的一点是用镊子夹住睑板上缘，一旦夹住后，就绝不能松开让其反弹回去。这是顺利操作的诀窍

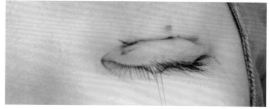

稍拉一下从 18 G 针孔出来的线，让患者睁眼确认

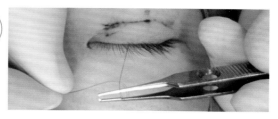

打结操作 1
将从18 G针孔穿出的两条线束在一起做成一个环

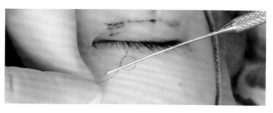

打结操作 2
将探针插入结环中。旋转探针使线缩短
★ 注意旋转方向，逆向转动会使线结远离目标位置

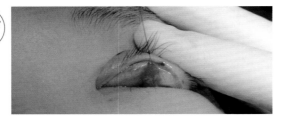

打结操作 3
适度收紧后拔出探针
★ 早期阶段，笔者在此打结后就结束手术。但随着时间推移，线结被解开的情况增多，所以增加了打结次数（见下图）

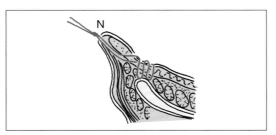

打结完，穿出 18 G 针孔 N 的两端缝合线的状态，然后再打结两次

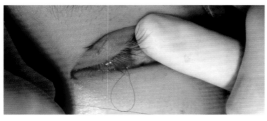

再打结两次
两束线打结后，再增加1次打结后的状态

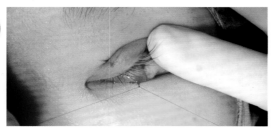

增加的第 2 次打结结束
两束线打结后，增加第2次打结后的状态

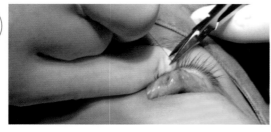

剪线
在离打结部最近的地方剪线

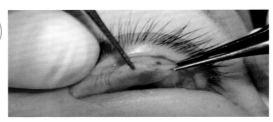

打结部送入 18 G 针孔
用镊子夹住18 G针孔两侧，确认结被送入18 G针孔深处
★ 18 G针孔的入口呈肚脐形的凹陷状，如能看见结时要特别注意。用镊子把结压入针孔深处。如果无法移动到深部的话，须剪线重做

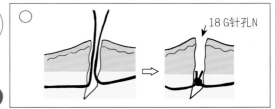

如果25 G导针确实穿入18 G针孔，线结将如图所示落在针孔深处。通常应保持在这种状态结束手术

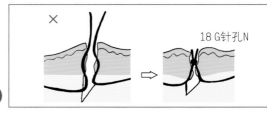

如果25 G导针未完全插入，如图所示，线结停留位置较浅，切断的线头将留在结膜外刺激损伤角膜。从麻醉消退之时起，患者就会感到疼痛和有异物感（有滚动感），第2天便会因"无法忍受疼痛"来院

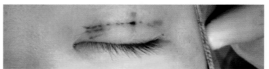

手术结束时闭眼状态
手术以这种状态结束

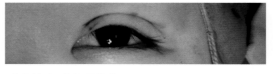

手术结束时睁眼状态
★ 这样程度的睁眼状态无任何问题。由于麻醉，也常有眼睛不能睁开的情况，经过2~3 h麻醉消退后就可睁开眼睑

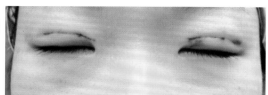

术后即刻的闭眼状态
注射局部麻醉药后肿胀的状态

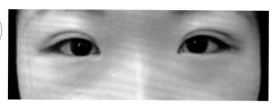

术后 1 个月的状态
肿胀还没有消退，但已很稳定

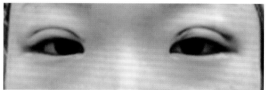

术后即刻的睁眼状态
由于麻醉药的肿胀作用，睁眼时的重睑宽度看
似很宽

图 39

术后 1 个月的闭眼状态
重睑线上的凹槽已变得很自然

由于结膜侧的宽度（图 2c 的 h_4）偏窄，手术中如无过多出血，手术后不会感到不自然（图 34～39）。

3. 术后注意事项

1）手术结束后，无须包扎便可回家。
2）手术期间，局部麻醉药引起的肿胀在术后几个小时内只需睁眼就可消退许多，所以让患者术

后数小时内不要睡觉。
3）手术当日尽量让患者安静（说笑、饮酒、俯卧等使颜面部充血的状态导致术后出血和肿胀的可能性很大）。
4）仅须指导其用冷却垫（降热片）来冷敷，无须强求其安静卧床。
5）建议尽早服用止痛药，一般服用一次即可起效，很少需要服用第二次。

该手术方法的要点和小结

1）该手术的特点是不用切开皮肤。
2）充分利用 25 G 针。在皮下浅层沿预定重睑设计线推进很重要。此外，将针作为翻起眼睑的一个工具，也就是支点，可使翻起更容易。
3）确定在结膜侧缝合线穿出眼睑部位至睑缘的距离时，考虑好自然重睑睁眼状态时重睑线的高低后

再做决定，这样可使手术效果更接近自然状态。
4）结膜侧不要露出超过 1 mm 宽的缝合线（原则上在 0.5 mm 以内）。
5）将打结部确切地埋入睑板前缘。为了做到这一点，用 18 G 针在结膜侧开孔时深至睑板前缘（8～10 mm）很重要。

术后潜在风险、并发症及对策

常见

1. 肿胀

肿胀是肯定会出现的，不同患者之间有一定程度上的差异。"埋线法不会发生肿胀"完全是

一个商业炒作。患者总是问会肿到什么程度，由于个体差异，回答这个问题非常困难。笔者用10 张案例照片来解释肿胀的程度。重睑术只要看到眼睑的照片就足够说明，做成相册很容易。

☞ 补充说明 4

为了简单方便，说明时可以告诉患者，肿胀大约 1 周后会消退一半，2 周后消退 70%，1 个月后消退 90%。

2. 疼痛

当局部麻醉消退后，会有一定程度的疼痛，建议服用一次止痛药。大多数患者服用一次即可。如果是顿服，通常开具两次的剂量。

刚做完手术后，患者可能主诉有不适感和异物感，如果没有疼痛，这种感觉很快就能消失。但是如果打结部分未充分埋在睑板前面，线头露出于结膜部，手术后患者很快就会感到疼痛。这是手术的失误，应该立即拆线，重新手术。

3. 眼部分泌物

采用埋线法做完手术后，几乎所有患者（不论年龄大小）均主诉早晨醒来时眼部分泌物较多。2~3 个月后会基本消失。使用眼药水能有一定的效果。

4. 睁眼时的异常感觉

这也是必然发生的情况，会有程度上的差异。所有患者均主诉术后睁眼时有一种被牵拉的奇怪感觉。但 1 周后，几乎没有患者再提及。换言之，这种情况会随着时间推移而好转、消失。

此外，对术前完全是单睑的患者来说，在术后 2~3 个月，这种感觉可能会持续时间长一些，有的患者可能持续半年。

偶见

1. 皮下瘀斑

由于针头损伤了血管造成出血，一般会在 2~3 周内消失。

2. 眼睛改变后的异常感觉

有时患者会因从单睑变为重睑而感到不适。使用过双眼皮胶的人大多对自我形象有所了解，可以放心；但是对那些没有任何经验，只是茫然地希望做重睑手术的患者，需要特别小心，

应该注意对其解释说明。从医生的角度来看，如果手术是成功的，剩下的只能等待。

3. 眼睑肿胀的感觉一直不消退

原本眼睑皮肤偏厚者可能会抱怨这种情况。即使肿胀早已消退，但因眼睑皮肤偏厚，仍会不可避免地有肿胀的感觉。应该在手术前向患者说明这是由于患者自身眼睑皮肤偏厚所致。

☞ 41 页，补充说明 2

4. 重睑宽度的左右差异

如果差异达到 1 mm，就有必要修复。1 mm 以下就没有必要修复。术前对特别在意双侧差异的患者，强调有一定程度的左右差异反而更自然很重要。

☞ 41 页，补充说明 3

5. 重睑线消失

只要是采用埋线法手术，就有可能出现重睑消失，这是不可避免的。美容外科手术的特殊性是手术方法的最终选择权在患者，即使应该采用切开法，如果患者希望采用埋线法，也只能优先考虑患者的意愿。对于这种情况，重睑早期消失是非常有可能的。根据笔者的经验，采用埋线法手术后，1 年内消失者占 5%，3 年内消失占 20%，5 年内消失占 20%，5 年以上不消失的占 55%。这些数字对大多数美容外科医生来说没有太大的差异。

罕见

1. 血肿

对埋线法来说，皮下瘀斑经常发生，但一般不会发生血肿。如果发生这种情况，那应该是由于疾病或抗凝血剂引起。根据其程度决定是否有必要切开血肿进行处理。

2. 埋入的缝合线从结膜一侧露出，刺激角膜产生疼痛

此处有手术后立即发生和手术数月后发生两种情况。

前一种情况是医生的技术问题，在"术后疼痛"也有说明（☞"常见"一项），是由于打结

部分未被充分埋入所致（图 33-b）。对该手术方法来说，这是最重要的注意点。应该毫不犹豫地拆线（刚做完手术时拆线很容易）重做手术。后一种情况可能是由于某种原因使缝合线松动（如果睑板偏软，这种情况就很有可能发生）。因为它刺激角膜，所以必须去除缝合线。

虽然很少发生，但是也有患者会对尼龙线产生异物反应（尼龙线被认为是生物体内异物反应最少的），所以缝合线有露出的可能性。患者出现这种紧急情况时，应该毫不犹豫地去找手术医生。如果去看眼科医生的话，不一定都会采取适当的措施，说不定还有可能指责做整形手术的医院。与其如此，不如由整形外科医生来处理这种情况，这也是手术医生应尽的责任。

☞ 补充说明 3

3. 睑板腺囊肿

这是原本就容易出现睑板腺囊肿体质者手术后经常出现的情况。只需要切开去除，但如果是缝合线引起，就应该拆除缝合线。这样重睑线可能会消失，所以在手术前应该向患者说明。如果患者不愿意频繁出现这种问题，就只能采用切开法重做手术。

术前应向患者建议，如果出现睑板腺囊肿时，应先（在去眼科诊所之前）找手术医生治疗。

非常罕见

缝合线从皮肤侧露出

采用结膜侧打结法手术时，在皮下浅层穿行的 25 G 针可能会在局部穿过表皮层，日后在这个部位，缝合线有可能露出于皮肤上。笔者很惭愧，到目前为止，笔者遇到过 3 例。不过，在笔者手术的 3000 多个案例中出现 3 例算是非常罕见的（very rare），但说明仍有这种可能性。

如果患者不希望去除缝合线，可尝试对露出部分局部麻醉后做一个浅表切口，然后设法将缝合线自然地埋入；或者拆除缝合线，在大约 3 周后再重新进行手术。

补充说明
补充说明 1
对结膜侧打结法的思考

20 世纪 80 年代中期左右，高须诊所的高须克弥院长用"快速法"这个漂亮的命名使埋线式重睑术流行起来。"快速法"一词在 20 岁左右的年轻女性中迅速流传开来，"这么容易、简单就能变美，并且术后第 2 天就可以回去工作，那么我也去做"。再加上正值日本的经济泡沫，整个日本掀起了整形美容的狂潮。笔者的诊所在 1985 年开业，那个时候笔者并不知道这是一种什么样的手术方法，只是想象如果有如此厉害的方法，那么皮肤上的开孔一定很小，所以笔者想找出一个与之相媲美的方法。但后来笔者知道了"快速法"只是一个成功的命名而已，它的原始方法就是平贺义雄医生（平贺整形外科）的埋线法。

当时笔者所做的手术中，除了切开法，均采用从已故的白壁美容外科白壁武博和白壁征夫医生那里学到的"珠子法"，也就是拆线式缝合法。但是这种方法需要 1 周才能拆线，所以有工作的人一次只能做单侧眼睛，还得忍着戴眼罩的不方便。为此，埋线法才逐渐被推广起来。

然而，如果要考虑发明一种比皮肤侧打结法更快地恢复日常生活的手术方法，就不能在皮肤上缝合，而要在结膜侧打结。但是，又考虑到必须把结打在一个安全的部位，笔者一直无法想清楚如何处理露出在黏膜侧的缝合线两端的问题。就这样，时间过去了半年。有一天突然灵感闪现，想到了把结打在睑板的前面肯定安全，才有了现在的方法。

实际上，这个方法并不是无中生有，是从前人那里学到的知识的结晶。笔者一直参加美容外科学会，从各位医生发表的讲演中获得了很多知识才有此结果。

从想到方法到开始实践，经过了一定时间的磨合。笔者慢慢习惯后，技术稳定下来。用手术方法 B 做了 50 例左右，等到熟悉了方法后，就又想到了在更宽范围内缝合的双针法（手术方法 A）。笔者每天都在做这种手术，所以技术已经成熟。即使用手术方法 A，笔者也能在 5 min 内做完单侧眼睛。当然，手术不仅仅是快就好，双眼在 20 min 内能够完成手术就足够了。

补充说明 2

皮肤和睑板应该在什么位置连接

在埋线法中，武藤靖夫医生（札幌中央整形外科）的方法非常有名，是一种从皮肤到上睑提肌的连接方法，已被广泛应用。笔者也尝试过，但是由于在打结缝合时很难调节缝合线的松紧，只能放弃了。和现在许多整形外科医生一样，笔者开始尝试在睑板上连接的方法。为了让手术后看上去更像自然重睑，笔者考虑不把从睫毛到重睑线的皮肤拉长，使其看起来呈现自然状态，所以把预先做好的重睑收缩线的位置投影到睑板后侧，以此来决定在结膜侧睑板上的重睑宽度。宽度为 3.5~5 mm 的情况最多见。稍微谨慎一点的重睑宽度多为 3.5~4 mm，实际现状是宽度通常为 4~4.5 mm。

补充说明 3

缝合线露出和再次手术

如果患者在术后即刻主诉眼睛疼痛，考虑是因为打结部的线头刺激到角膜，所以最明智的办法就是毫不犹豫地拆除缝合线（很容易就能拔出），然后重做。最可能的原因是由于引导针没有准确地进入用 18 G 针开的孔而使结不能被很好地埋入。

术后数日出现的疼痛多是由于某种原因使缝合线在结膜侧露出所致。原因有很多，例如缝合线收得太紧或太松、睑板本身的强度（硬、软）、对缝合线染料过敏、患者自身的物理刺激（如由于花粉症揉眼睛、有睡觉时揉眼睛的习惯）等，有的因素是患者在无意识中导致的，所以无法避免。因此，在术前知情同意时要向患者说明："对所有的埋线法来说，由于各种因素使缝合线松动、刺激角膜等在日后都有可能发生。"

补充说明 4

关于案例相册

笔者制作了各种案例的相册，尤其是埋线法的相册，只留下眼睑部分以保护患者隐私。笔者下了工夫，前半部分是非常成功的肿胀很轻的案例，后半部分是肿胀程度较重、有皮下瘀斑的案例。如果为了使患者安心就展示前半部分，而需要警示患者时就展示后半部分。展示后半部分的目的是为了警示那些把手术看得过于简单的人，阻止其做手术。如果患者同意"即使出现这种肿胀情况也希望做手术"，方才可考虑为其手术。

引言

1) 拆线式重睑术又称珠子法，是指沿着预定的重睑设计线把从皮肤到达睑板上部的 2-0 丝线再回到皮肤打结时，为了防止丝线嵌入皮肤，将珠子穿在丝线上进行打结的方法，1 周后须拆线。

☞ 补充说明 1

2) 这种手术法也叫白壁式重睑术，直到埋线式缝合法（以下简称"埋线法"）开始流行，一直是一种重要的手术方法，在临床中具有重要的地位。

3) 该手术方法简单、效果确切，瘢痕也不明显，和埋线法相比重睑线不易消失，是一种非常优秀的手术方法。

4) 该手术方法的唯一缺点是误工时间长。也就是说，在带珠子的丝线置于眼睑上的 1 周和拆线后的 1 周左右时间里，重睑会显宽、不自然。

5) 该手术方法在丝线周围产生异物炎症反应，拆线后的针孔瘢痕组织修复产生的纤维化使重睑线形成，其形态与自然重睑几乎毫无区别。

6) 如果患者不是高度瘢痕疙瘩体质，在重睑线上的丝线穿越痕迹几乎会全部消失。

7) 然而，随着埋线法的广泛应用，该手术方法逐渐被弃用。从医疗进步的观点来看，这是无法阻止的事情。但是这种手术方法从解剖学的角度来说，它在合理的位置上促进了纤维化形成，所以具有充分的存在价值。

8) 和预想的一样，从 15 年前开始，针对埋线法的重睑线会很快消失的情况，作为能长期保持重睑线的方法，这个珠子法又逐渐被认识，受到大家的青睐。

9) 虽然埋线法看似优雅、温和，但其实从解剖学来讲是很粗暴的手术方法，而这种手术法看似粗暴，却是一个非常合理的手术方法。

☞ 补充说明 2

■ 术前咨询指南

1) 术前视诊要点
○ 眼睑的肿胀程度和凹陷程度
○ 眼睑宽度，有无眼睑下垂，有无左右差异存在
○ 睁眼时的眉抬高程度和左右差异

2) 术前问诊要点
○ 是否使用过双眼皮胶和使用年限
◎ 希望的重睑形态（开扇形、平行形，重睑宽度等）
◎ 能否休假 1 周
◎ 是否为瘢痕疙瘩体质

3) 术前检查
○ 根据情况进行视力检查和血液检查

4) 知情同意
○ 该方法适用于绝对不愿意采用切开法，但又担心普通的埋线法会导致重睑线消失者
◎ 重睑线消失率低于埋线法是其最大的优势
○ 详细说明手术后的潜在风险、并发症及对策（见下文）

> 该手术方法简便易行，一般的整形美容外科医生操作都能得到同样的结果。建议使用眼盾保护。手术操作熟练和习惯后可以不用，但熟练和习惯之前，建议使用。

案例 1　埋线式重睑术后右眼重睑消失案例

解说：患者 7 年前曾接受埋线式重睑术，现在右眼重睑已消失（图 1）。为使术后稳定地保持重睑，选择珠子法。术后可戴眼罩工作，不会误工。

1. 手术方案

希望手术效果优于埋线法，能使重睑尽量不消失。只需单侧手术，能戴眼罩工作而不误工，所以选择珠子法。

2. 手术步骤

设计

了解患者的期望，决定重睑线水平。在设计线上标记 7 个部位作为丝线出入点。

麻醉

1）滴入表面麻醉液行结膜表面麻醉。

2）用 2.5 ml 注射器注射 1% 利多卡因至重睑设计线中心部位。浸润皮下软组织。

3）翻起眼睑，将麻醉液注射至睑板附近的上睑提肌部分。

手术

步骤 1　贯穿缝合线（皮肤→睑板上缘）：外科用 3 号弱弯针穿上 2-0 丝线，当在重睑设计线上贯穿皮肤时，把持住睑缘，翻起眼睑，将针从眼睑穿出（贯穿 Müller 肌和上睑提肌）（图 2~4）。

步骤 2　贯穿缝合线（睑板上缘→皮肤）：在离该部位 1~2 mm 处返回，重新穿入皮肤（图 5~7）。重复此操作 7 次（图 8）。

步骤 3　做丝线活塞运动：7 条丝线各做 20 次左右的活塞运动，产生通道。活塞运动产生的摩擦热引起丝线周围更强烈的炎症反应。该操作的目的是使通道内纤维化更明显（图 9，10）。

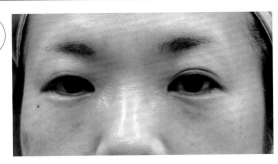

图 1

案例 1　[48 岁女性] 术前
在右眼设计线上标记所有的丝线出入点。另外，通常是缝合6针，因本例眼睑较臃肿，故缝合7针

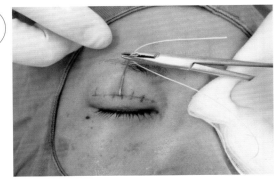

图 2

开始手术
外科用3号弱弯针穿上2-0丝线，从预定重睑设计线上进针，进入结膜侧睑板上缘的腱膜部，贯穿软组织形成通道

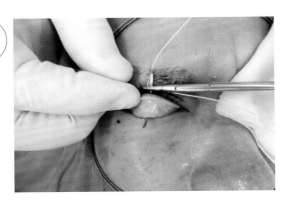

图 3

贯穿结膜侧
在针刺入皮肤时，以针尖作为支点，翻起眼睑，针尖贯穿睑板至上方

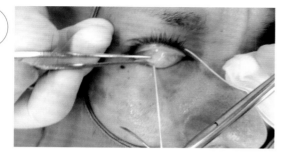

把持睑板上缘

★ 这项操作可以不用助手。不剪断丝线，用持
针器把持住针牵拉丝线，眼睑就可保持翻起
状态，可用镊子夹住睑板上缘

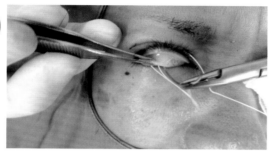

从结膜侧到皮肤侧

从离穿出结膜侧丝线的位置1~2 mm处入针，在
刺入2~3 mm处将翻起的眼睑回复到原来状态

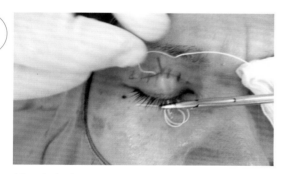

针贯穿皮肤侧

针头从离刺入处2 mm的地方在预定重睑设计线
上穿出（如果未用保护眼球的眼盾，要特别注
意针不要刺伤眼球和角膜）

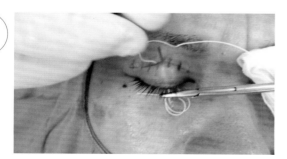

第 1 针缝合结束

丝线往返贯穿结束后重复同样操作

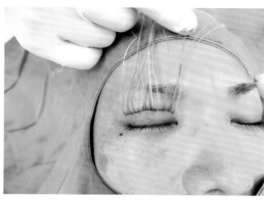

第 7 针贯穿结束
同样的操作重复 7 次

★ 通常缝合6针，但本例眼睑臃肿且眼睑皮肤
偏厚（不易形成重睑），所以缝了7针

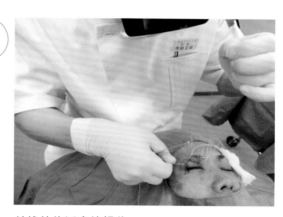

丝线的往返摩擦操作

往返操作丝线20次。该操作的目的是对丝线通
道产生摩擦热，使手术后丝线周围稳定地产生
纤维化反应

★ 往返摩擦操作时要注意只对拉住的丝线用
力，而不能使被拉的丝线张力过大。以避免
结膜受挫伤或挫断丝线

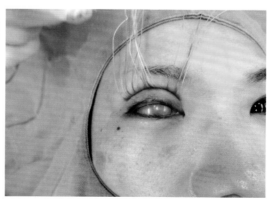

往返摩擦操作结束

睁眼后可看到相当清晰的丝线

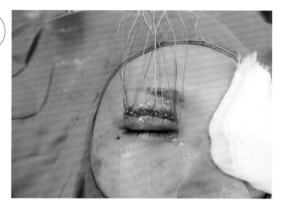

图 11

穿珠球

原则上，所有的丝线都要穿珠球，但如果是在太窄的部位，也可用一个珠球打结

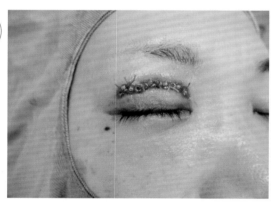

图 12

打结丝线

原则上，把丝线的打结头置于 2 个珠球之间。不要把丝线拧得太紧很重要。从离线结 2~3 mm 的部位剪掉丝线，结束手术

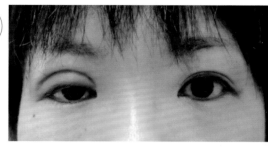

图 13

拆线（术后第 8 天）

刚拆线时，丝线穿通的孔很明显，涂眼药膏

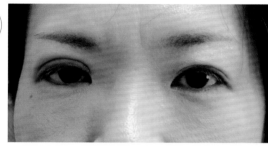

图 14

拆线后第 3 周

和刚拆线时相比，变得更加自然

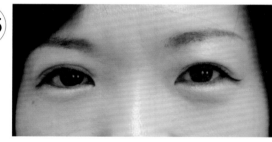

图 15

拆线后第 3 个月

重睑线稳定

★ 和右侧相比，左侧重睑线稍浅，但仍为重睑状态。患者本人考虑如果左侧重睑线发生松弛，再接受珠子法手术

步骤 4 穿珠球：沿预定重睑设计线在 14 个部位穿出丝线（7 条）（图 11），在丝线上穿珠球。

步骤 5 打结：适当系紧 5（6？）条丝线，打结，结束手术（图 12~15）。

3. 术后注意事项

1) 珠球排列在眼睑上，在丝线出入处外涂眼药膏，早、晚各一次。

2) 冷敷眼眶周围。

3) 指导患者有意识地做睁眼训练。

4) 术后第 8 天拆线。

案例2 不愿意选择切开法，希望选择重睑不易消失的手术方法案例

解说：患者使用过 8 年的双眼皮胶，却没有变成重睑的任何迹象，所以来院就诊希望做重睑手术，但患者没有勇气接受切开法手术。

1. 手术方案

1) 完全单睑并且眼睑稍许臃肿，施行埋线式重睑术可能会导致早期重睑消失（图 1）。

2) 没有勇气接受切开法手术，但可以接受拆线式重睑术。

3) 因工作关系，希望分次做手术，这次做一侧，2 周后做对侧。

2. 手术步骤

设计

了解患者的期望，决定重睑高度。在设计线上标记 10 个部位作为丝线出入点（图 2）。

麻醉

1) 滴入表面麻醉液 1~2 次行结膜表面麻醉。

2) 用 1 ml 注射器注射 1% 利多卡因至皮肤侧重睑设计线的皮下。

3) 麻醉结膜侧。如果不彻底浸润睑板上缘及睑板内、外两侧，不可能达到充分的止痛效果，需要特别注意。

手术

步骤 1 贯穿缝合线（皮肤→睑板上缘）：外科用 2 号弱弯角针穿上 2-0 丝线，在设计线贯穿皮肤时，把持住睑缘，翻起眼睑，将针从眼睑上面穿出（贯穿上睑提肌腱膜）（图 3）。

步骤 2 贯穿缝合线（睑板上缘→皮肤）：在离出针点 2 mm 的地方返回，重新穿入皮肤（图 4、5）。重复该操作 5 次。

步骤 3 做丝线活塞运动：5 条丝线做 20 次左右的活塞运动，摩擦刺激丝线周围组织。做 20 次左右的活塞运动。活塞运动产生的摩擦热使丝线周围产生更强的炎症反应。该操作的目的是使拆线后通道内纤维化更明显。

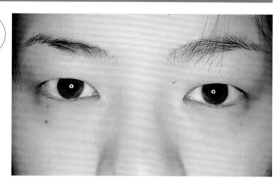

案例 2 ［26 岁女性］术前
患者为完全单睑，不愿意留下瘢痕，所以不选择切开法。埋线法有让重睑消失的缺点，也不选择。因可以戴着眼罩工作，所以选择该方法分次手术

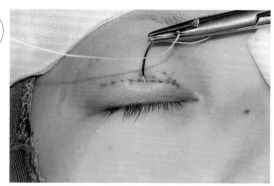

在重睑设计线上标记 10 个点
外科用2号弱弯角针穿上2-0丝线，在设计线上将针刺入皮肤
★结膜侧的局部麻醉要充分注射到内、外两侧

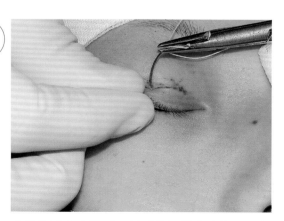

当针头贯穿皮肤时，用手指把持住睑缘，翻起睑板
★ 技巧是将针头作为支点，把持住包括睫毛的睑缘，向下牵拉后翻起睑板

步骤 4 穿珠球： 沿预定重睑设计线在 10 个部位穿出丝线（图 6），在丝线上穿上珠子。

步骤 5 打结： 适度收紧后将 5 条丝线打结，结束手术（图 7~9）。

3. 术后注意事项

1) 每天在针孔部位涂一次抗生素软膏，不用包扎。

2) 在手术当天，冷敷眼眶周围，防止肿胀。指导患者术后 1 周后只需晚上冷敷以助睡眠。

3) 术后 1 周后拆掉丝线，整个手术完成。因此也可以说，拆线是该方法最后一个操作步骤。

4) 拆线前不自然的状态会令人不悦，但拆线后会迅速恢复到自然重睑状态。

5) 拆线第 2 天可眼部化妆。

6) 通常拆线后 1 周可以考虑做另一侧眼睑手术，那时几乎所有不自然的感觉都已消失（但是本案例按照患者的意愿，拆线后即做了另一侧的手术）（图 10~13）。

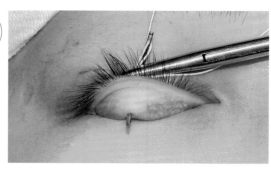

图 4

同时，针尖穿过睑板上方的上睑提肌腱膜后，将丝线从结膜侧穿出，将针转换成逆向拿起，在离开约 2 mm 处刺入后返回

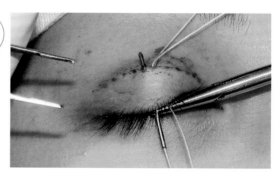

图 5

将返回的针从重睑设计线上邻接的设计点穿出

★ 为了防止针尖碰到角膜，注意避开眼球直到针离开眼睑

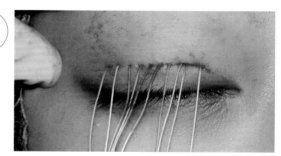

图 6

同样操作 5 次后，5 条丝线在重睑设计线上排成 10 条线。在此穿上珠球

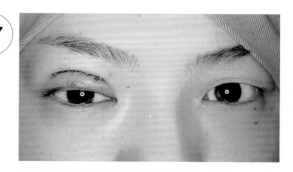

图 7

在穿出皮肤的丝线上穿上珠球（直径 3 mm），打结，但不要太紧

眼睑如图所示非常不自然，需要忍受这种状态 1 周

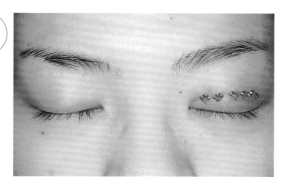

图8

闭眼状态

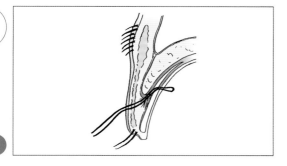

图9

a

横断面示意图

2-0丝线从皮肤穿入到睑板上缘，然后从睑板上缘贯穿到皮肤。在此处，丝线以每秒一个往返的速度在通道内做15~20次活塞运动

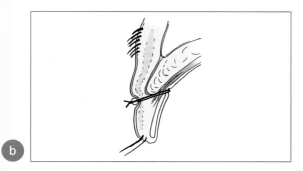

b

珠球穿在丝线上完成打结的状态

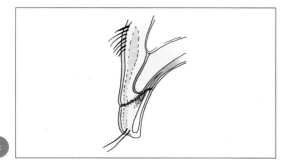

c

拆线后，曾有丝线通过的10条通道和周边组织纤维化反应明显，使重睑难以消失

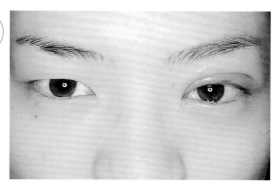

图10

术后第1周拆线后即刻状态。该患者拆线当天做了另一侧手术

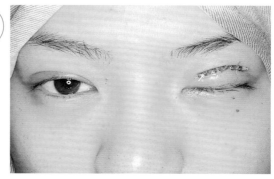

图11

右侧手术后即刻状态

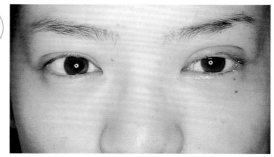

图12

右侧术后第1周，拆线结束

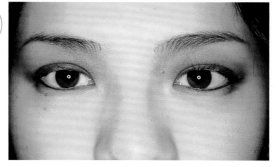

图13

右侧拆线后第1周（即术后第2周），左侧术后第3周

案例3　希望接受珠子法的中年男性案例

解说：患者随年龄增大出现眼睑下垂（图1）。希望采用比埋线法更稳定的方法，但没有勇气接受切开法。有眼睑凹陷，故推荐珠子法手术。

1. 手术方案

1) 患者因工作不能休息，但可戴眼罩工作，故两侧分次手术。
2) 患者为轻度瘢痕疙瘩体质，缝合线创伤会留下较正常稍明显的瘢痕，但由于是轻度的瘢痕疙瘩体质，可预测缝合方法的固定性更好。

2. 手术步骤

设计

预先决定了适度宽度的重睑高度后，进行6针缝合。从年龄上考虑，为了不让外侧松弛明显，调整了缝合线的位置，把重睑线延伸到外侧。

麻醉

同案例2。

手术

同案例2（图2~5）。

3. 术后注意事项

1) 1周后拆线，同日做了另一侧的手术（图6~15）。
2) 刚拆线后外用眼药膏。
3) 为了减少缝合线产生的瘢痕，推荐使用喜疗妥（Hirudoid）软膏（激素类软膏）。

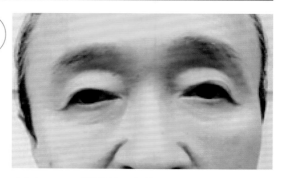

图1

案例3　[65岁男性] 术前
原为隐形重睑（内双），但随着年龄增加，眼睑松弛导致重睑消失。由于工作不能休息，故两侧分次手术

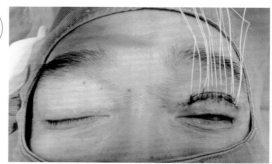

图2

丝线贯穿完毕
本例贯穿6条2-0丝线

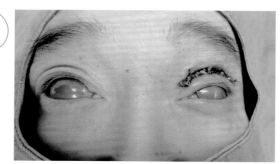

图3

丝线打结结束

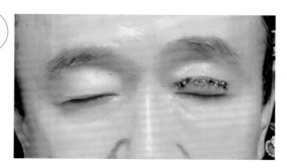

图4

术后第3天闭眼状态

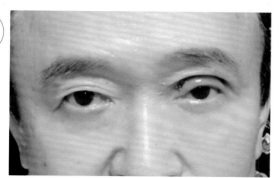

术后第 3 天睁眼状态

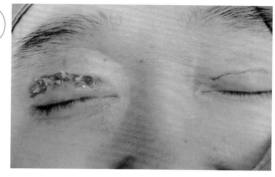

丝线打结结束
把珠球穿到丝线上，打结，结束手术

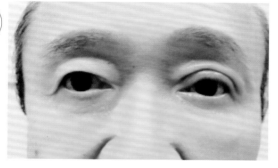

术后第 7 天拆线后
左侧术后第7天，拆线当日右侧进行了手术

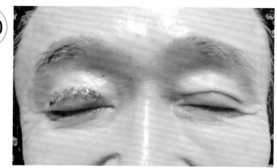

右侧术后第 7 天闭眼状态

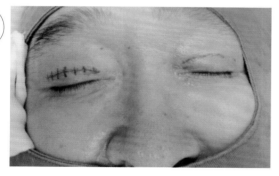

术前右侧眼睑
标记重睑设计线和丝线位置

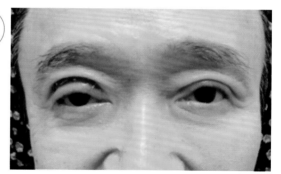

右侧术后第 7 天睁眼状态

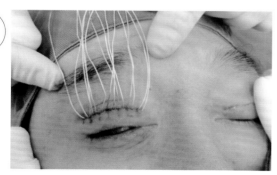

贯穿丝线完毕
6条2-0丝线贯穿，往返完毕。之后进行丝线的
往返摩擦操作

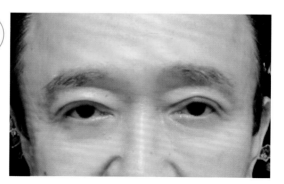

右眼术后拆线第 2 天
拆线后，肿胀很快消退

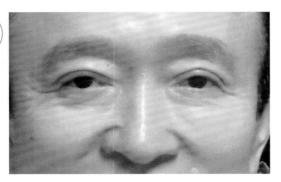

珠子法重睑术后①

右侧术后18天，左侧术后25天

★ 几乎看不到任何不自然的肿胀

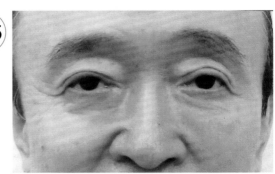

珠子法重睑术后③

术后第7个月的状态

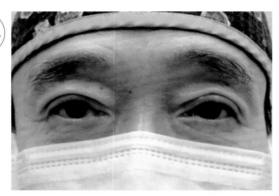

珠子法重睑术后②

右侧是术后第6周，左侧是术后第7周

该手术方法的要点和小结

1) 这是一种不管哪位医生进行操作，都能得到同样结果的很有价值的手术方法。

2) 穿完 2-0 丝线后，持住 45 cm 长的丝线两端，交替牵拉，使线在通道内往复运动，即快速反复 15~20 次活塞运动使其产生摩擦热，这样促进丝线周围组织产生纤维化，使手术结果更加稳定。

3) 打结时，缝合线在结膜部位嵌入结膜深层，让线不要摩擦到眼球。

4) 如果患者能戴着眼罩像往常一样工作和生活，建议两侧分次手术。

5) 对埋线式重睑术后出现早期重睑线消失的患者，建议采用该方法。

术后潜在风险、并发症及对策

常见

1. 肿胀

肿胀是肯定会出现的，不同患者之间有一定程度上的差异。患者总是会问"肿到什么程度"，回答说"这个方法会非常肿"会安全一些。做一个案例相册向患者说明会轻松得多。当丝线未拆时，因从缝合线到睑缘的皮肤伸展到最大限度，会形成不自然的肿胀。但是从拆线后第 2 天开始，肿胀就会很快消退。

2. 疼痛

当局部麻醉消退后，会有一定程度的疼痛，建议服用一次止痛药。大多数患者服用一次即可。如果是顿服，通常开具两次的剂量。

3. 眼部分泌物

采用珠子法手术后，几乎所有患者均主诉在早晨醒来时眼部分泌物较多。2~3 个月后会基本消失。使用眼药水能有一定的效果。

4. 睁眼时的异常感觉

这也是必然发生的情况，会有程度上的差异。所有患者均主诉术后睁眼时有一种被牵拉的感觉。但 1 周后，几乎没有患者再提及。换言之，这种情况会随着时间的推移而好转、消失。

此外，对术前完全单睑的患者来说，有很多人会在 2~3 个月内主诉眼睑有被翻转的不适感。这种感觉也会随着时间推移而逐渐消失。可安慰患者不必担心。

偶见

1. 皮下瘀斑

由于针头损伤了毛细血管造成出血，一般会在 2~3 周内消失。

2. 眼睛改变后的异常感觉

有时患者会因从单睑变为重睑而感到不适。

使用过双眼皮胶的人大多对自我形象有所了解，可以放心；但是对那些没有任何经验，只是茫然地希望做重睑手术的患者，需要特别小心，应该注意对其解释说明。对这种患者，建议重睑不要太宽。从医生的角度来看，如果手术是成功的，剩下的办法只能是等待。

3. 缝合线的点状痕迹

通常 3 个月后就基本消失。但如果患者是瘢痕疙瘩体质，发红的状态需要更长的时间才能消失。只要术前说明清楚，就不会出现问题。如果术前知道患者是瘢痕疙瘩体质，术后可让患者服用抗过敏药曲尼司特 1 个月。

4. 重睑线消失

该方法的消失率低于埋线法，这是因为它相当于埋线法的 5 点固定。重睑是因为在丝线穿过的通道部位上产生纤维化形成的，如果重睑线仍然消失了，那么从解剖学的角度来说，患者可能不仅很难形成重睑，而且很难产生纤维化。应该向患者推荐切开法重新手术。

非常罕见

1. 血肿

虽然在埋线法手术中经常会发生皮下瘀斑，但该方法一般不会发生血肿。如果发生这种情况，应该是由于患有导致血小板减少的疾病或抗凝血剂引起。根据其程度决定是否切开血肿进行处理。

2. 感染

这也是不应该发生的。如果发生了感染，它仅限于那些诸如糖尿病等非常容易发生感染的全身性疾病患者，并且在手术部位被污染的情况下发生。

补充说明

补充说明 1

珠子法是一种实用有效的方法

该手术方法也叫白壁珠子法，在埋线法流行之前，在日本西部非常有名，也是笔者在已故的白壁武博医生诊所学习的方法。只要具备了整形外科的基础知识，都能掌握应用，并且能得到同样的结果。从这一点来说，这是一种非常优秀的手术方法。

在重视误工时间的当今社会，这种手术方法已经不可能成为首选方法。但是，正如在本文中所介绍的，作为缝合法的一种方法有它的存在价值。和埋线法相比，重睑线的消失率非常低。如果利用得好，这一点会让患者十分满意。

当笔者从衣笠诊所的衣笠哲雄医生（在缝合式重睑手术全盛时期，他在白壁医生的诊所接受训练）那里听到"我推荐那些埋线法手术后重睑线消失的人采用该缝合法"时，笔者确实感到这是个好主意。由于重睑线的消失几乎都是单侧发生，对那些可以戴着眼罩工作或外出 1~2 周的人而言，这种方法比起用埋线法做两次同样的手术，从更确切的观点来说，是一个更好的选择。

案例 3 实际上是笔者本人作为患者所经历的情况。手术医生是在笔者诊所刚工作半年多的年轻整形外科医生，手术没有任何问题。所以说，一般的整形外科医生采用这种手术方法都可以做出几乎同样的结果。

补充说明 2

"外表优雅，实际粗暴"的意思

缝合式重睑术看上去是很粗暴的手术，因为它用厚丝线穿过眼睑，并用贯穿的丝线挤压开孔。这样做是为了得到所期望的纤维化，以获得很自然的重睑。纤维将上睑提肌腱膜与皮肤连接起来，所以这是非常合乎逻辑的（案例 2 图 9-c ）。

与此相比，埋线法手术后第 2 天就可以去学校上学或去上班，确实是一种优雅的手术方法。

但是当从主导地位的眼睑的角度思考时，这是不是一种非常无礼的手术方法呢？对不是重睑的眼睑说"从今天起变成重睑"，并且用 7-0 细线强制其收缩形成重睑，当然它迟早不会被接受而消失。

现如今，笔者也基本上采用埋线法做手术，这是时代的需要。

"实际上是个无礼的家伙，但却看上去优雅而博得人气"；相反，"实际上是个温和的人，但却因笨重而只能躲在阴暗处"。在人类社会中，也有很多人可分为这两类人。

笔者撰写这一章的理由是暗地里期待着有一天，这个看似"笨重"的缝合式重睑术的真正价值能得到认可。最近，由于互联网上口碑信息的传播，希望接受珠子法的患者慢慢增多了，这是件值得高兴的事情。

6 | 上睑除皱术

引言

1) 上睑除皱术即切开法重睑术联合松弛下垂、冗余皮肤的切除。

2) 实际手术操作中，做的手术例数越多，越感到不一定能容易地达到预期要求的结果。

3) 眼睑不仅分上、下，而且是有三维立体的活动部位，所以要切记，眼整形手术容易出现意想不到的结果。

4) 不能单纯地切除松弛下垂的冗余皮肤，要尽可能与患者本人反复沟通、确认希望矫正的松弛程度，尽量使手术效果达到和接近患者的要求。

5) 笔者本人是在 20 世纪 70 年代涉足整形美容外科领域，一直很喜欢这个专业。当时的重睑术概念就是单纯的切开法重睑术。幸运的是，笔者当时所在的学习机构所实施的重睑术均包括切除部分上睑皮肤，所以笔者对该术式较为熟悉。笔者本人没有做过只切开而不切除皮肤的重睑术。

6) 因此对笔者本人来说，上睑除皱术仅仅是重睑术的延伸，只需要将重睑切开线向内侧、外侧适度延长，即成为上睑除皱术的切开线。

7) 在所有眼睑手术中，上睑除皱术是改变眼睑外形最明显的手术，术前应向患者说明清楚。

8) 上睑除皱术最重要的注意点是眉毛和睫毛间的距离。掌握好这一点就能避免术后并发症和其他麻烦。

术前咨询指南

术前咨询时决定手术方案，术前对手术方案再次确认。

1) 术前视诊要点

○ 上睑松弛下垂程度

○ 臃肿程度、眼睑凹陷（sunken eye）程度

◎ 外眦下垂程度

◎ 有无上睑下垂

◎ 睁眼时有无左右眉的高度差，外观有无不对称（实际上有左右差异的比例较高）

◎ 眉毛和睫毛间的距离

2) 术前问诊要点

○ 决定做手术的契机

○ 希望上睑除皱术后呈现的外观形态（重睑宽度、外眦形态）

○ 希望的睑裂大小（普通大小、偏大）

3) 术前检查

○ 根据情况进行视力检查和血液检查

○ 如疑似重症肌无力，需要先请内科会诊

4) 知情同意

○ 详细说明术后潜在风险和并发症（见下文）

◎ 重点强调面部特别是上睑的改变显著

案例 1　用力抬眉睁大睑裂案例

解说：患者皮肤重度松弛下垂，总是用力抬高眉毛，努力睁眼。最近因感到必须要很努力地抬高眉毛才能睁眼，因而决定接受手术治疗（图 1）。

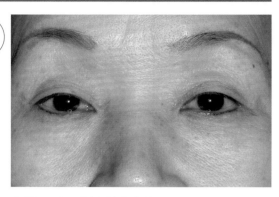

案例 1　[63 岁女性]术前
普通睁眼状态下：如照片所示，用最大限度提眉动作协助睁眼的状态已经成为习惯。这是因为上睑皮肤松弛下垂，为了扩大视野而自然形成的习惯

1. 手术方案

1) 希望切除上睑多余皮肤，能让重睑清晰显露。

2) 希望重睑宽度与术前变化不要太大，适当宽度即可。

2. 手术步骤

设计

1) 因其希望重睑清晰显露，所以设计时取上睑缘上方 6 mm 基准作为切除皮肤的切口设计线位置（图 2）。

2) 为解决内眦部皮肤松弛问题，切开线延伸至此。

3) 外眦皮肤松弛范围的判断：让患者取坐立位，在微笑状态下设计外眦切口终点标志。

4) 位于外眦部的切除皮肤的睑缘切口线在设计时须注意：在睑裂延长线上最窄处应等于 6 mm（切除皮肤的睑缘切口设计线的宽度）（图 7）。

☞ 补充说明 1

5) 皮肤切除宽度设计：从睑缘上 6 mm 高度的设计线上起始，闭眼时以上述设计线为基点，能轻松闭眼的状态下，用眼眶测量器夹住松弛下垂部分皮肤的最宽处描画设计点，测量多余皮肤（一般是 2~3 mm）。以同法在上睑设计 3 个点（图 3，4）。

6) 皮肤切口设计线减去上述第 5 步中眼眶测量器钳夹住的松弛组织长度一般为安全切除范围（笔者本人常常再减少 2 mm 的宽度）（图 5，6）。

☞ 补充说明 1

7) 外眦皮肤切除：对于上睑皮肤松弛除皱者，应注意到松弛下垂皮肤延伸至外眦外侧眼轮匝肌外缘部。

★ 不切除延伸至眼轮匝肌外缘部的松弛下垂皮肤，术后，外眦外侧会残留不自然的松弛下垂皮肤。

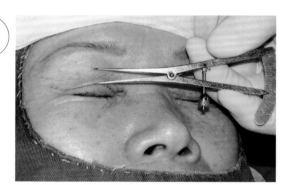

根据术前患者希望重睑稍宽并清晰显露的要求，将睫毛上缘 6 mm 的高度作为皮肤切除宽度

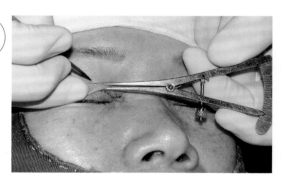

从睑缘上 6 mm 高度的设计线上起始，闭眼时以上述设计线为基点，能轻松闭眼的状态下，用眼眶测量器钳夹住松弛下垂部分皮肤的最宽处描画设计点，测量多余皮肤（一般是 2~3 mm）

☞ 补充说明 2

麻醉

使用含血管收缩剂（肾上腺素）的局麻药，注射后至少等待 3 min。

★ 眼睑组织较疏松和柔软，注射时疼痛较轻，注意放慢注射速度。

上睑的支配神经如第二部分第 1 章案例 1 图 5 所示，记住感觉神经来自 5 个方向。从中枢侧向周围扩散注射麻醉。☞ 第 10 页图 5

实际操作中，可在从外眦向内眦走行的眉毛侧切开线下和睑缘设计线处分别缓慢注射麻醉药，可以让患者的痛感减轻（图 8）。

★ 为了不影响上睑提肌的运动，选用低浓度的局麻药（0.5% 利多卡因，内含 1 : 10 万肾上腺素）。

手术

步骤 1 **切开皮肤**：上下左右拉紧皮肤让皮肤处于绷紧状态，这样能忠实于设计线切开皮肤。年龄越大，皮肤越薄，能完全按设计线切开皮肤比较困难。这时，小指可以伸展操作以帮助皮肤处于一种绷紧状态（图 9，10）。这样手术刀能够自如地沿设计线切开皮肤。

步骤 2 **切开眼轮匝肌肌层和切除部分眼轮匝肌**：不要沿皮肤切开部分垂直向下切开眼轮匝肌。如本案例中，眶隔脂肪容量明显减少，更要注意在保留充足的眼轮匝肌组织的前提下进入深层组织，之后判断眼轮匝肌多余时可再行切除。沿睑缘向下剥离，留下部分眼轮匝肌（图 11~13）。

步骤 3 **去除睑板前结缔组织**：切除皮肤和部分睑缘皮下组织（含部分眼轮匝肌）（图 14~16）。

步骤 4 **去除眶隔脂肪**：本案例与其说是去除脂肪，实际操作时是切缩隔膜（切除部分隔膜缝缩）收紧。将外眦上方下垂的脂肪进行提升和限制下垂。

操作时，眶隔脂肪层可追加注射局麻药（图 17），眶隔脂肪像"莼菜样"，组织结构容易辨认，切除时基本无痛。用蚊式钳夹住脂肪组织

图 4

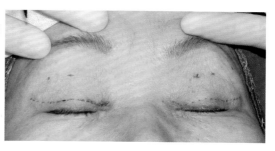

上睑中央部和外眦上方附近 2 个设计点。睑缘的设计线内眦和外眦部分均翘向上方。去除内眦部分松弛下垂的皮肤也是本案例手术的目的

图 5

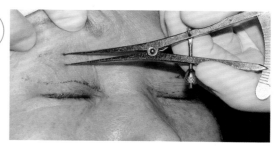

记录数字并减去 3 mm 为安全切除范围。若切除皮肤范围再减去 2 mm，可得到更自然的重睑线皮肤下垂遮盖效果（睁眼时重睑线上皮肤皱褶遮盖状态）

图 6

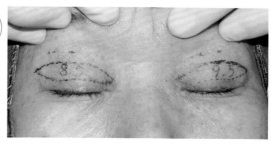

结果是在初始设计点下方 5 mm 再画设计线（右侧切除 8.5 mm 宽的皮肤，左侧切除 9.5 mm 宽的皮肤，设计结束）

图 7

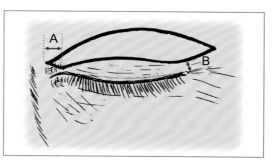

为切除上睑内侧松弛下垂的部分皮肤，设计线不仅延长超过内眦 5~7 mm（A），而且应延长至外眦外上方眼睑皮肤松弛部分（B），注意 B 处皮肤应留有至少 6 mm 的高度。此处低于 5 mm 时，睁眼时的牵拉不适感会残存很长一段时间，外形也会显得不自然

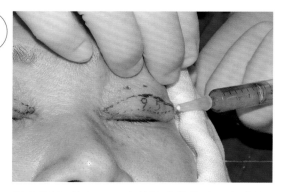

图8

局麻开始时用30G注射针头从外眦上方进针，然后换25G针头继续浸润麻醉

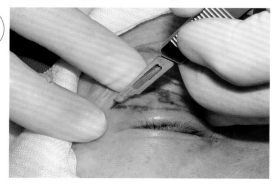

图9

注射完局麻药后等待3 min后开始切开皮肤。持刀侧手的小指、对侧手的示指、中指从3个方向拉伸绷紧皮肤，给予皮肤足够的张力，以利于操作

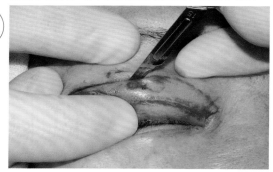

图10

切开至设计中央部分时，向4个方向伸展皮肤，增加张力

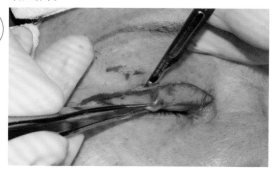

图11

沿设计线完全切开皮肤后，向斜下方切开筋膜层，眉毛侧皮肤设计线附近应留下足够量的眼轮匝肌

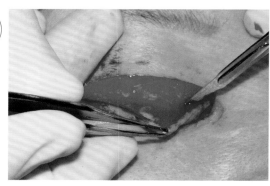

图12

留下宽度3 mm的眉毛侧眼轮匝肌

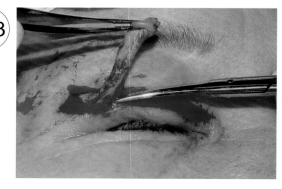

图13

剪去皮肤和眼轮匝肌

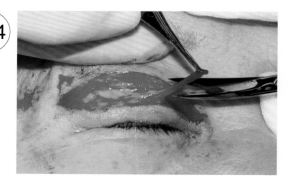

图14

剪去睑缘侧皮肤下方的眼轮匝肌和结缔组织

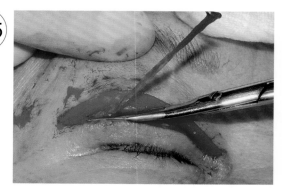

图15

切除眼轮匝肌及其下方的结缔组织后暴露睑板，在睑板上留一层结缔组织

时对其他组织部分进行电凝止血操作，以节约时间，而且能在钳夹脂肪时做到无痛感。

当切开眼眶隔膜的最后一层时，眶隔脂肪自然溢出（本案例），用蚊式血管钳夹住溢出的部分脂肪并切除，双极电凝烧灼止血后放开血管钳（图 18~20）。

⚠ 对于老年人，随年龄增加，泪腺向下下垂至眼睑外侧附近，容易与眶隔脂肪相混淆。仔细辨认较容易区别。记住这一点，就不会误将泪腺当作眶隔脂肪而切除。

步骤 5 睑缘侧软组织的固定缝合：这个操作是为了防止重睑线消失，用 7-0 尼龙线固定 3~4 点（图 21），目的是将睑板和睑缘切开线下方的眼轮匝肌固定缝合。也有许多医生即使不进行这个操作也能形成牢固的重睑（图 22~24）。

★ 该操作也能微调双侧重睑的左右差异。

步骤 6 皮内缝合：用 7-0 PDS 线固定缝合皮肤组织 4~5 针。在一侧皮内进针，穿过睑板，在另一侧皮内出针。在睁眼状态下确认重睑状态（图 25，26）。该步骤基本能确认重睑形态。

步骤 7 皮肤缝合：用 7-0 尼龙线连续缝合（over and over running suture）皮肤切口，完成手术（图 27）。

步骤 8 包扎：为防止缝合皮缘后渗出（oozing），血液滞留，用凡士林油纱、湿纱布、干纱布逐层包敷后胶布固定。结束手术全过程。

3. 术后注意事项

1) 术后注意事项中的要点

一般术后不需要住院，重要的是自己注意护理。一定要做好以下两点：

① 术后当天避免俯卧睡姿，尽量少说笑，保持安静休息状态。

② 眶周冷敷。

过多谈笑有可能引起面部血运增加，容易引起止血后的血管再度出血。术后血肿往往是由于该原因引起的动脉性出血所致。

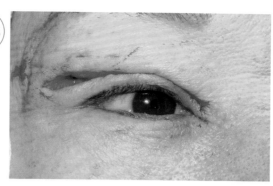

图 16

让患者边睁眼、边确认睁眼状况

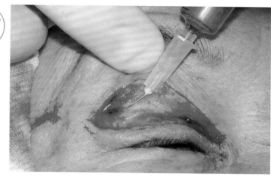

图 17

为了取出外眦上方的少量脂肪，用浓度为 0.5% 以下的稀释利多卡因加肾上腺素注射于眶隔脂肪层进行麻醉

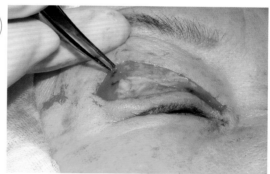

图 18

可见分离出少许眶隔脂肪，进一步分离脂肪并钳夹

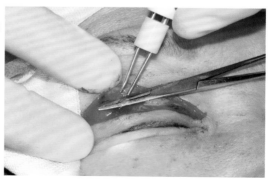

图 19

钳夹眶隔脂肪并切除：正在用蚊式钳夹住脂肪和用双极电凝止血。
钳夹脂肪时，同时注意钳夹周边部位以彻底止血

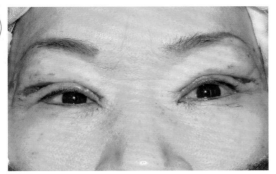

图 20

结束步骤 4 后做对侧，双侧同时进行

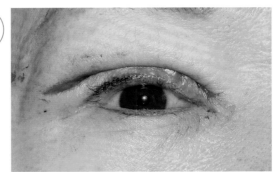

图 24

睁眼观察确认睑缘皮肤向上方的牵拉状态

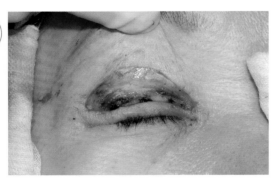

图 21

对于无下垂的案例，在睑缘侧切开皮肤的下方固定 3 针

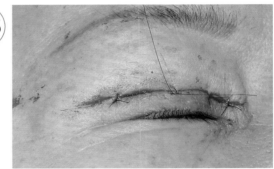

图 25

皮肤缝合关键：用 7-0 PDS 线固定缝合皮下组织 4~5 针。进行皮肤 – 睑板上缝合（眼）– 皮肤固定缝合

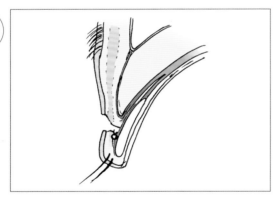

图 22

图示睑缘侧皮下的组织层（含眼轮匝肌）与睑板固定状态

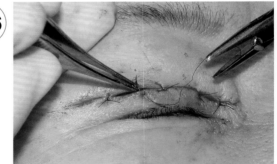

图 26

图示为还在进行第 5 针皮肤固定缝合

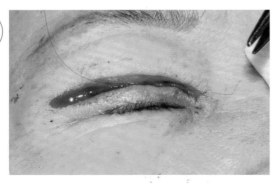

图 23

图示睑板与睑缘侧与皮下的肌层缝合状态

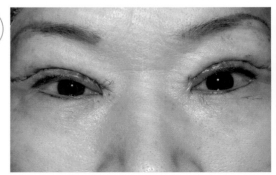

图 27

最后用 7-0 尼龙线从切口外侧向内侧连续缝合，结束手术

2) 术后处理

原则上，术后第 2 天换药，换药后不用再加压包扎，仅仅只需要消毒后用薄薄一层纱布遮盖切口。注意不要妨碍睁眼（图 28，29）。

★ 这个时期睁眼状态下正常生活，肿胀状态会尽快减轻。

术后第 5 天或第 6 天拆线。第 7 天开始可以眼部化妆。

3) 术后拍照

原则上，术后即刻、拆线后即刻和术后 1 个月都应该拍照（图 30，31）。

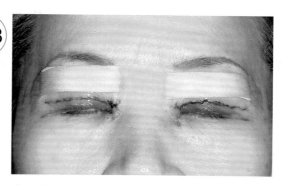

图 28

术后第 2 天换药，切口涂布抗生素软膏后不用加压包扎，用薄薄一层纱布遮盖住上睑（睁眼时能隐藏切口）

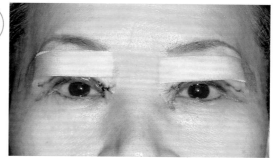

图 29

睁眼时切口隐藏，闭眼时能看到切口和缝合线

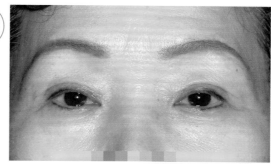

图 30

术后 1 个月的状态，基本上已经消肿并恢复自然状态（术后 1 个月也有许多患者仍存在肿胀）

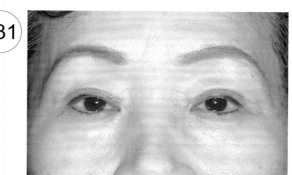

图 31

术后 2 个月后的状态，基本恢复自然

案例 2　伴发轻度上睑下垂案例

解说： 患者原来有清晰的重睑，但由于上睑皮肤松弛下垂伴轻度上睑下垂，导致睁眼受限而用抬高眉毛来改善睁眼程度。

接受手术的目的：切除上睑多余皮肤，希望能改善睁眼程度，并能较之前轻松睁开（图 1）。

1. 手术方案

1）切除皮肤，宽度为离睑缘 7 mm。

2）皮肤切除量要充足。

3）去除适量眶隔脂肪。

2. 手术步骤

设计

1) 为保持清晰的重睑状态，选择离睑缘 7 mm 设计为皮肤切开线（图 2）。

2) 闭眼时以上述设计线为基点，在轻松闭眼的状态下，用眼眶测量器夹住松弛下垂部分皮肤的最宽面积描画设计点（图 3 中双上睑可见设计点）。

3) 从上述设计点减去 5 mm 后确定切除皮肤的宽度（除去尺规夹住皮肤厚度 3 mm，再减去 2 mm 作为切除范围）。

4) 切除宽度定为 9 mm。切除的量决定了睁眼状态下使睑裂增宽（图 3）。

麻醉

与案例 1 相同。

手术

原则上与案例 1 相同。

步骤 1 切开皮肤（图 4）。

步骤 2 切开眼轮匝肌和切除部分眼轮匝肌： 本案例有轻度上睑凹陷，除皮肤组织外，其他组织尽量不考虑去除。

步骤 3 眶隔脂肪层追加注射局麻药（图 5）**后去除眶隔脂肪：** 眶隔脂肪在外侧明显松弛下垂（图 6，7），在外侧切开眼眶隔膜，只提拉无抵抗部分脂肪。蚊式血管钳夹住眶隔脂肪（图 8），切除后双极电凝止血。

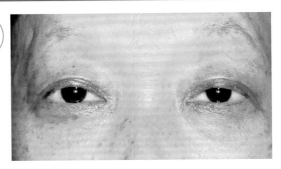

案例 2　[55 岁女性] 术前
自觉睁眼时感到上睑较重、较累，轻度上睑下垂

希望眼睑宽度为术前这样的程度，参照患者本人的意愿决定切口线，这是患者所希望的重睑宽度（本案例设计线离上睑缘 7 mm）

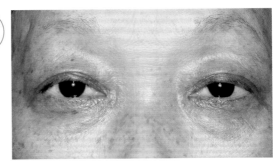

设计完毕。离上睑缘 7 mm 按平行形重睑设计。切除皮肤最大宽度为 9 mm，外侧行楔状扩大切开

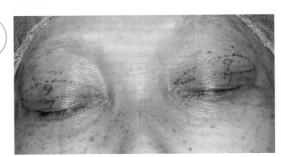

切开皮肤
上睑皮肤向周围3至4个方向固定以利于切开

步骤 4 上睑提肌腱膜缝合于睑板： 用 7-0 尼龙线将上睑提肌腱膜的 3 个点固定于睑板上，让睁眼时睑裂较术前增大，但不过分睁眼（图 9）。

步骤 5 皮肤固定缝合： 7-0 PDS 线固定缝合皮肤。共缝合 5 针（图 10）。

完成此步骤后让患者睁眼确认，基本上能推测效果（图 11）。

步骤 6 缝合皮肤： 7-0 尼龙线连续缝合皮肤后结束手术（图 12，13）。

3. 术后注意事项

同案例 1（图 14，15）☞ 71，73 页

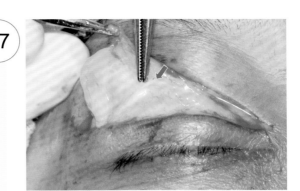

能看到上睑提肌腱膜白色膜部

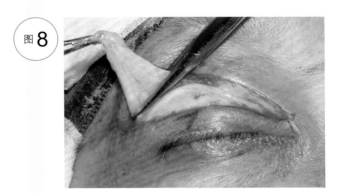

钳夹眶隔脂肪，切除后电凝止血

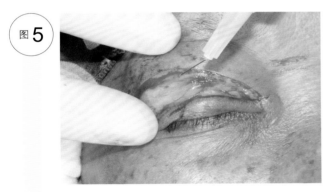

皮肤和部分眼轮匝肌切除后，眶隔脂肪层注射含肾上腺素的 0.5% 利多卡因

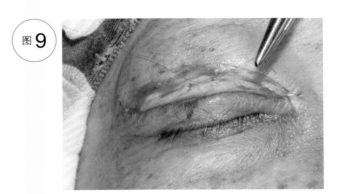

将上睑提肌腱膜膜部缝合于睑板上，睁眼确认（不要调整过度）。固定 3 点为原则

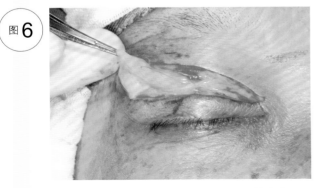

找到眶隔脂肪，轻轻提起（不要强行拉出）

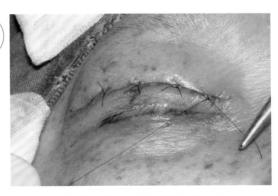

7-0 PDS 线固定缝合皮肤组织（5 针）

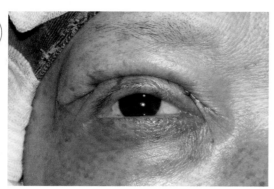

图11 确认睁眼时睑裂增大

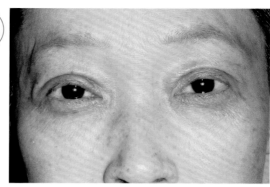

图14 术后 2 周的状态
不用抬高眉毛也能睁大双眼，较术前睁眼程度增大

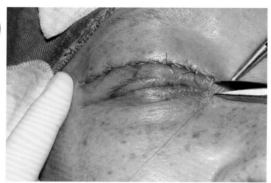

图12 皮肤连续缝合

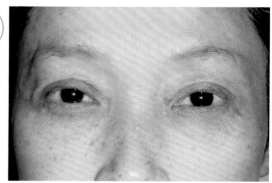

图15 术后 1 个月的状态
不用抬高眉毛也能睁大双眼，表情柔和

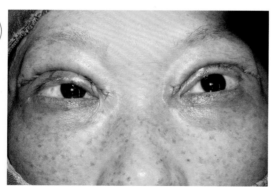

图13 手术结束时的睁眼状态，麻药引起的肿胀有些影响视觉效果，不必担心

提眉术（眉下切口）案例

解说：患者希望改善上睑松弛下垂的状态。因为工作较忙，希望采用短时间内能恢复，外形变化不要很大，术后效果较自然的手术方法（图 1）。

1. 手术方案

1) 切除上睑多余皮肤，改善松弛下垂状态。
2) 原来的重睑虽然宽度偏窄，但清晰，由于下垂皮肤的影响变成内双，通过手术恢复原有的重睑形态。

2. 手术步骤

设计

1) 在眉毛下缘设计皮肤切口线。
2) 在上睑外 1/3 和 2/3 的位置计测皮肤下垂程度，按案例 1 的方法决定切除量并做标记（图 2）。
3) 以上述 2 点为中心完成设计（图 3）。

麻醉

同案例 1。

手术

步骤 1 皮肤切开：切开眉毛下缘皮肤时，注意与眉毛侧皮肤形成钝角并向脚部方向切开皮肤。

步骤 2 切除皮肤：同时切除皮肤和皮下脂肪层，然后切除部分眼轮匝肌（图 6）。

★ 对于上睑较厚、脂肪较多的臃肿类型，在切除眼轮匝肌的同时切除下层的部分 ROOF 组织，能使形态得到很好改观。

步骤 3 缝缩眼轮匝肌肌层：4-0 尼龙线缝缩肌层。

★ 此步骤能看到眼轮匝肌被上提的效果。

步骤 4 皮下缝合：5-0 尼龙线真皮内缝合。

步骤 5 皮肤缝合：6-0 尼龙线缝合皮肤（图 4，5）。

3. 术后注意事项

术后第 1 天复诊如无血肿形成，可在 1 周后复诊拆线（图 7）。

★ 拆线时如无皮下淤青，外观趋于自然（图 8 为术后 1 个月）。

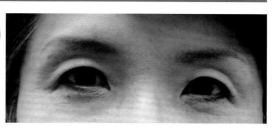

图 1

案例 3　[55 岁女性] 术前
由于上睑的逐渐松弛下垂而考虑接受眼睑除皱术，但不希望眼睑的形态改变过大。向患者说明了眉下切口的上睑除皱术方法后，患者选择了眉下切口除皱术

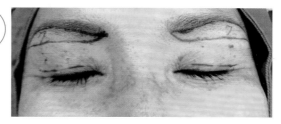

图 2

皮肤切除设计①
皮肤切除宽度与睑缘皮肤切除法的宽度设计一致。测量2点（眼睑的外1/3和2/3的部位），并决定切除宽度分别是5 mm和7 mm

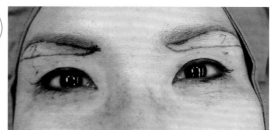

图 3

皮肤切除设计②
先确定眉毛下缘切除线，然后按设计的宽度1标记下睑缘侧切除线

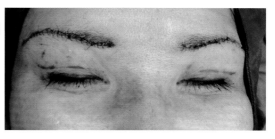

图 4

皮肤缝合完成
手术步骤：①皮肤切除；②眼轮匝肌部分切除；③眼轮匝肌缝缩；④皮下缝合；⑤皮肤缝合

★ 眼轮匝肌的缝缩是为了减轻由于年龄增加带来的上睑下垂的沉重感

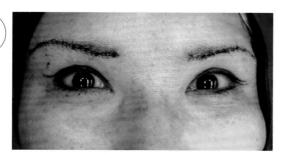

图 5

皮肤缝合完后睁眼状态
仿佛回到10~20年前的眼睑状态

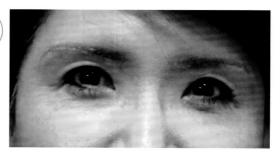

图 7

拆完线时
术后7天拆完线时的状态，这时已经基本消肿
★ 眉下切口上睑除皱术的特征是消肿较快

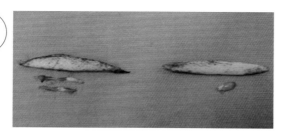

图 6

切除的皮肤
切除的皮肤和部分眼轮匝肌（最宽部分7 mm）
★ 如果下垂严重，皮肤切除量较多，而眶隔脂
肪和眼轮匝肌下脂肪堆积又较多时，必须慎
重处理眼轮匝肌

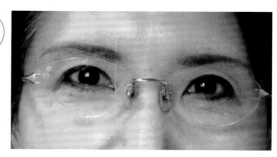

图 8

术后 1 个月
虽然能看到切口发红，但化妆后基本能遮盖住
这点微小的不自然

该手术方法的要点和小结

1) 皮肤切除范围设计线描画完后，内、外侧切除起
点和止点的定位很重要。
2) 虽然外眦外侧的松弛可彻底矫正，但要告知患者
常会出现瘢痕明显的情况。
3) 内眦上方的松弛注意往上下方除皱，但是，眼睑
内侧部的皮肤不能去除过多，应该留有一定余地，
避免重睑宽度过宽、不自然，从而导致不必要的
纠纷。
4) 切除外侧眶隔脂肪时，必须进行眼眶隔膜的切除

和缝缩。
5) 外眦下垂明显时，切开部外缘软组织需要固定缝
合于眶骨骨膜。
6) 对不适应重睑很宽的人，原则上，睫毛侧宽度不
超过 5 mm 比较安全。
7) 切除上睑皮肤，也就是将眉毛和睫毛间距缩小了
（容易使眼神变得不那么温和），术者要意识到这
一点。

术后潜在风险、并发症及对策

上睑除皱术是整形美容外科常见的手术。与重睑术相比，切除皮肤的宽度较宽，故术后会有外观上较明显的改变。所以，笔者在此对术后可能出现的问题进行尽可能的详细讨论。这些问题是咨询时涉及的重要部分，下面根据出现的概率按顺序进行讨论。

常见

1. 肿胀

所有案例手术后都会出现，不同患者之间有一定程度上的差异。而且，由于肿胀，重睑的宽度也会看上去更显得宽，患者容易误会那就是手术的最终结果，所以术前咨询时要向患者说明肿胀期重睑宽度较宽的现象。

2. 切口发红

一般约半年会自然消失，瘢痕体质的人存在的时间会更长一些。

3. 皮肤感觉迟钝

是由于从切口到睑缘皮肤的感觉神经被切断所致，一般3个月能恢复。

4. 睁眼时的异常感觉

由于手术后视野增大，对阳光会感到较之前刺眼，会有视力好像下降了似的异常感觉。耐心向患者解释手术并没有涉及深层眼球结构，并不是手术方法有问题，仅仅是睑裂增宽后暂时的视觉不适应。

⚠ 对于比较神经质的患者，如果未在术前说明这一问题，较容易引起纠纷。他们会指责你为什么不在术前说清楚。

偶见

1. 皮下瘀斑

是由于术后渗出（oozing）所致，较多见。如果无血肿，2~3周后会自动消失。

2. 眼神看上去不那么温和，变得冷漠

由于睑裂增大，有时会出现看上去眼神变得冷漠的情况。这是由于术前眼睑的松弛下垂显得眼睛好像处于半睡眠状态，手术前后的差异产生不习惯的感觉。向患者说明这只是短时间内的不习惯所致，随着时间推移会逐渐习惯。以下几种类型的眼睑情况较容易出现上述感觉，术前应该做好咨询说明。

★ 非常重要

①臃肿；②眼睛好像没睡醒似的；③眼睑皮肤异常松弛下垂，接近老年人皮肤；④完全单睑，并希望通过去除松弛成为重睑的人；⑤瞒着家人来做手术的情况（被家人发现后容易招来指责）。

☞ 补充说明3

3. 术后近1个月，仍感到睁眼时上睑沉重感、牵拉感、睁眼不顺畅甚至困难等感觉

近内眦部缝合瘢痕的牵拉感越重，睁眼不顺畅和睁眼困难越明显。此种情况多见于有瘢痕疙瘩体质的人。设计开扇形重睑线近内眦时，会接近睫毛方向，睁眼时瘢痕基本向垂直方向延伸，容易形成增生性瘢痕，需要引起注意。尽量避免垂直方向或者近垂直方向的瘢痕形成。如术前发现患者是增生性瘢痕体质，应更加注意。

☞ 19页，图A

另外，术后近1个月时因上述主诉来院的患者一般比较神经质一些，术前应仔细耐心，把说明内容写成文字形式交给患者。特别是自诉为瘢痕疙瘩体质者（虽然眼睑皮肤基本没有瘢痕疙瘩倾向），内眦部分容易形成增生性瘢痕，要向患者清楚说明恢复需要半年的时间，这样比较安全。

4. 重睑宽度的左右差异

即使左右眼同时手术，要让重睑宽度完全相同也很困难。但是，左右宽度仅仅相差 1 mm 也会让患者感到较明显的不同，不得不进行修复手术。0.5 mm 以内的差异不必要进行修复。有必要在术前说服患者："自然重睑的人一般也会有左右宽度相差 0.5 mm 的情况，也就是说左右差异是自然状态。"

罕见

（除 5、6 以外，均是手术时不应该发生的情况，必须认真对待处理）

1. 血肿

术后如果局部出血，术后第 1 天会出现严重肿胀、皮下瘀斑，伴睁眼困难。发现后应立即在局麻下拆线，去除血肿，确认出血点并确定无活动性出血后，缝合切口。不做好这一步容易导致血肿机化、长期局部肿胀及残留眼睑下垂症状。

2. 三重睑

这在切开的重睑线上方（眉毛侧）的软组织，特别是眼轮匝肌被切除过多时较容易发生。实际上，只要是眼轮匝肌不被过度去除的话，这只是暂时的现象而已，1~2 周会自然恢复。

如果随肿胀消退，三重睑反而越来越明显，就应该考虑 1 个月后行手术修复（关于修复手术的内容参见第三部分第 1 章）。

3. 医源性眼睑下垂

重睑线深层部分组织在睁眼时不能向上方移动。原因包括手术时软组织处理不当、术后血肿等。术后 1 个月无改善的情况必须行手术修复。

4. 拆线后切口裂开

是由于患者化妆时不慎牵拉，以及撞击、外伤等引起。再次缝合即可。

5. 眼睑肿胀的状态一直不消退

上睑除皱术的方法是将松弛下垂的多余皮肤切除，如果过多切除了近睑缘部分较薄的皮肤，会留下近眉毛处较厚的皮肤；眼睑皮肤比较厚的人术后仍显得上睑臃肿。这可以通过比较杂志和电话号码簿之间的厚度差异来解释皮肤的厚度。也就是说弯曲时，两者的曲率半径存在相当大的差异。折叠杂志时的曲率半径不同于折叠电话号码簿。像电话号码簿那样厚的皮肤即使没有折叠，看起来也会有臃肿感。

然而，虽然美容外科医生能理解这种状态，但部分患者却不一定能够理解和明白。碰到这种情况，术后解释一百次以上也不及术前这样预先告知一次有用："上睑近眉毛处皮肤较睑缘皮肤偏厚，术后即使肿胀消退，仍会有一段时间看上去上睑臃肿，随时间推移会逐渐习惯。"

6. 球结膜部位的出血斑

即眼睛变红的状态，是由于眶隔脂肪出血所致，3~4 周后逐渐消失。

7. 与患者所希望达到的结果不一致

这是术者和患者都感到困惑的问题。但是，这多数是术者的技术原因所致。例如重睑宽度过宽、眼神过于冷漠等。术前做好咨询沟通，充分了解患者的要求。低年资医生尽量以留有余地的方式做手术是明智的选择。与其过度去除皮肤，不如去除皮肤量不够，留一些回旋余地以利于修复。

非常罕见

1. 感染

一般眼睑手术不会有感染的情况发生。如果发生，基本上见于糖尿病患者，全身一般情况较差、容易感染者，以及环境和手术过程不洁等引起。

2. 失明

有切除眶隔脂肪时损伤了动脉且打结处理不当引起术后大出血、眶内压异常升高导致失明的报道。切除眶隔脂肪时，必须钳夹后切除并电凝确切止血。

补充说明
补充说明 1
针对有过度抬眉习惯者的手术

在这种情况下，决定上睑除皱术时皮肤切除的宽度比较困难。上睑除皱术的患者已经习惯于利用额肌的力量帮助尽量睁大眼睛，开阔视野。通过手术，不用上述举动也能睁大眼睛了。设计时，注意皮肤切除范围适当保守，使术后形象不要改变太大。

结论是：笔者认为控制皮肤切除量会减少不良结果的发生率。推荐"保守设计皮肤切除量，如果切除量不足，能够有手术矫正的机会"。手术前向患者说明："如果切除组织不足时，可以再次切除。"当然一次手术就能确定适宜的切取量最为理想。但对于有极度抬高眉毛习惯的患者，这种切除不足现象可能会发生，所以在术前咨询时要充分告知。另外，对于追加的手术费用，患者可能会纠结，但笔者确信与其收取药费和材料费，不如考虑全免费，这样可以加深和患者之间的信任关系。

补充说明 2
外眦部分切口延长到什么程度

进行眼睑除皱术时，许多患者无法理解要切除外眦部分的松弛皮肤。如果术前不充分说明，患者会为"外眼角处留下这样的瘢痕"而感到吃惊。反过来，如果不切除外眦部分的皮肤，患者又会认为是一个糟糕的手术，"外眼角的松弛没有改善，显得非常不自然，请想想办法"。术者在和完全无专业知识的普通患者打交道时，必须要有耐心。所以别无选择，只能说服患者。这是上睑除皱术知情告知的重要内容之一。手术前面对镜子，让患者认识到眼睑下垂已经延伸到了外眦部分，说明要"切到这里，所以会在这里留下瘢痕"。当然患者会担心瘢痕，向患者说明瘢痕经过半年到 1 年的时间就会变得不明显。如果患者仍然担心瘢痕，就只能避免切除皮肤。之后如果患者还是在意外眦部皮肤的下垂，再考虑做二次手术。当然如果做了手术，患者也表示同意，就应当收取手术费。过度宣传"无痕手术"会使某些人相信外眦部位不会留下瘢痕，应该引起注意。

补充说明 3
瞒着家人去做除皱术却被家人发现

希望做上睑除皱术的人通常上睑下垂，面貌衰老，有时看似很温和，但会显现出困倦的表情。手术后，清楚地睁开了眼睛，当然会有一个相当大的形象改变。手术后短期内，因缝合线的收缩作用，眼睛看似睁得更开（以下页右图为例）。如果家人在没有被告知时看到这种情况，当然会大吃一惊，然后可能会质问患者："怎么眼神这么凶，一点都没有变得漂亮。"如果是嘴不饶人，甚至还会说："这不是手术失败吗？"第二天，患者就会几乎是哭着来到诊所。笔者也有过几次这样的经历。最终，一两个月以后得到了预期的结果，患者和家人情绪才得以平复。所以，瞒着家人偷偷做手术，等被家人发现时会出现什么状况，应该在某种程度上事先做好预测。

得到家人的理解，或者是在家人建议下

做了手术，即使肿胀显得不自然，也会冷静地等待；而孤立无援的情况就会非常严重，有些人会变得沮丧和紧张崩溃。对希望秘密做手术的患者，笔者总是说："被发现时绝对不会被说好，肯定会说变得奇怪，应该在家人中找到一个理解者。"以此来有意识地引起患者注意。相反，对没有信心说服家人而又想要做手术，并且担心形象是否会改变的患者，最明智的做法是不建议其手术。

你对这位患者的眼神怎么看？是变"明亮了"，还是变"阴冷了"？

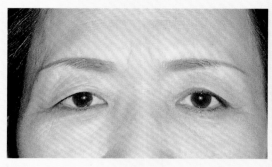

术前
眼尾（外眦）下垂，手术时切除皮肤的最宽处有9 mm

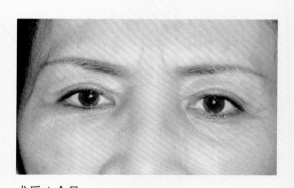

术后1个月
明亮的重睑，眉毛变得低了一些，眼神是变"明亮了"，还是变"阴冷了"？其实可以认为是一种主观印象。
对于此案例，笔者曾担心其眼神变阴冷，但患者本人一点也不在意，对术后明亮的眼神很满意。她是大公司的管理层。术前询问患者职业也比较重要

7 | 上睑凹陷矫正术

引言

1) 上睑凹陷症是指眶隔脂肪和眶隔膜前脂肪随年龄增加，容量逐渐减少，导致上睑凹陷的状态。

2) 对于白种人来说，眼眶部的凹凸对比度明显并不感觉异常，随年龄增长看似是一种普通的面部形态；而对于眼眶部平坦的亚裔人种来说，则看上去显得面部衰老而不被接受。

3) 这种状况可采用以下三种方法矫正：
   • 脂肪移植术
   • 脂肪注射术
   • 上睑提肌腱膜向前翻转固定术＋眶隔脂肪移植

4) 虽然"脂肪移植术"是整形美容外科最基本的手术之一，但要注意避免植入量过多或植入层次不当造成的医源性上睑下垂。而且，即使脂肪组织被顺利植入，最终也只有 1/2 的量在移植部位成活。

5) "脂肪注射术"是一项最新技术，笔者本人也在积极应用，但是成活率在 40%～60% 不等，有较大的差异性。

6) 应用脂肪注射术矫正轻、中度凹陷效果较好，但对于重度凹陷状态，则脂肪注射术有明显局限性，采用脂肪移植术效果较好。

7) "上睑提肌腱膜向前翻转固定术"对在下睑处向上轻压眼球让上睑凹陷消失，并伴有轻度上睑下垂的患者效果更好。手术同时联合应用脂肪注射术的案例较多。

8) 轻度凹陷伴上睑皮肤松弛下垂者仅仅切除多余皮肤，保留下层眼轮匝肌并向上轻度提拉，对于增加上睑部分容量有一定帮助。由于增加了皮肤的紧张度，一定程度上改善了凹陷。

☞ 补充说明 2

术前咨询指南

术前咨询时决定手术方案，术前对手术方案再次确认。

1) 术前视诊要点
◎ 眼睑凹陷程度
◎ 眼睑皮肤松弛下垂程度
◎ 外眦（外眼角）下垂形态
◎ 有无上睑下垂

2) 术前问诊要点
○ 决定做手术的契机是什么，对哪个部位最在意

◎ 希望术后呈现的外观形态（重睑宽度、外眦上提等）
○ 希望的睑裂大小（普通大小、偏大）

3) 术前检查
○ 根据情况进行视力检查和血液检查
○ 如疑似重症肌无力，需要先请内科会诊

4) 知情同意
○ 详细说明术后潜在风险和并发症（见下文）

案例 1　脂肪移植治疗单侧上睑凹陷案例

解说：患者面部受到撞击伤后致左上睑明显凹陷（图1），右侧有一定程度凹陷。患者本人希望行左侧凹陷矫正术，达到左右相当、对称即可。

1. 手术方案

1) 移植脂肪，使左右上睑形态对称。
2) 从左上臂内侧切取脂肪。
3) 设计左眼切口位置与右眼重睑线对称。

2. 手术步骤

设计

确定切口切开线位置，与右侧重睑线高度对称一致后画线，同时标记皮下（本例是眼轮匝肌下）剥离范围。

麻醉

注射含血管收缩剂（肾上腺素）的麻醉药，注射后至少等待3 min后开始手术。

★ 该手术麻醉范围为整个上睑，从眉毛下缘开始向睑缘逐渐浸润。

手术

步骤1 切取脂肪。

步骤2 皮肤切开和眼轮匝肌下层的剥离：沿设计范围剥离，准备移植区（图2）。

步骤3 脂肪移植：在预定剥离区域将脂肪摊平铺衬，用荷包缝合法（pillow suture）进行4针固定缝合（图3a）。

★ 此固定缝合不能对睁眼有限制，缝合时让患者睁眼确认。

步骤4 皮肤缝合：缝合皮肤时将移植脂肪也同时固定2针（图3b），皮肤切口缝合完成后，结束手术。

3. 术后注意事项

1) 术后注意事项中的要点

①术后当天，为了预防出血，尽量避免俯卧睡姿、说笑、持续交谈，保持安静状态。

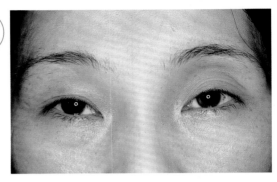

图1

案例1 ［40岁女性］左上睑凹陷，术前计划施行脂肪移植术

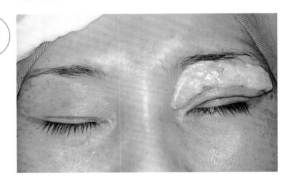

图2

将从上臂内侧切取的脂肪铺垫在左上睑凹陷设计范围处确认

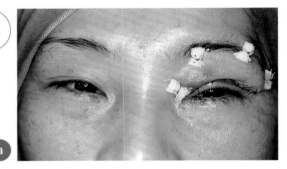

图3

a

脂肪移植术结束

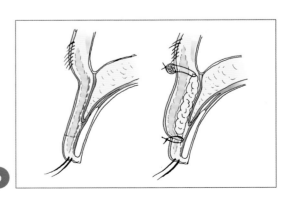

b

断面示意图

②眶周持续冷敷。大笑时有可能引起面部血运增加，导致血管扩张，容易引起已止血部位的血管再度出血。术后血肿往往是由于该原因引起的小动脉出血所致。

2）术后处理

原则上，术后第 2 天换药，第 5 天或第 6 天拆线。术后第 7 天可以化妆。

3）术后拍照

原则上，术后即刻、拆线后即刻、术后 1 个月和 2 个月均应拍照（图 4）。

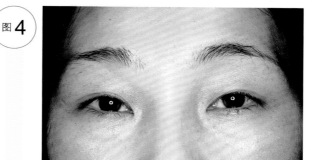

术后 2 个月的照片，凹陷基本消除

案例 2　上睑重度凹陷进行脂肪注射术案例

解说：患者自觉上睑凹陷来院就诊，不想采用手术方式矫正，推荐其采用脂肪注射术。采脂部位在大腿。患者表示同意（图 1）。

1. 手术方案

不使用手术刀，采用脂肪注射术。

2. 手术步骤

设计

标记需要注射的范围（图 2）。

麻醉

从眉毛下方开始注射麻醉药。

★ 麻醉药不要使凹陷部位隆起。

手术步骤

步骤 1　大腿采脂处和上睑进行局部麻醉。

步骤 2　用 20 ml 注射器和 18 G 钝针从大腿抽取脂肪。

步骤 3　用纱布吸收破损脂肪细胞的油滴后，将脂肪装入 1 ml 脂肪注射器内备用。

步骤 4　用 1 ml 脂肪注射器和 18 G 钝针注射脂肪（图 2，3a~c），每侧注入 1.5 ml。

3. 术后注意事项和第 2 次脂肪注射

术后局部冷敷很重要，注意不要触压和按摩。

由于一次注入的效果不是十分满意，3 个月后又实施了第二次注入术（图 4~8）。

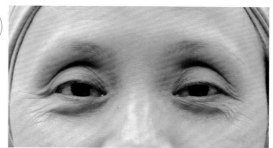

案例 2　[47 岁女性] 眼睑凹陷症，术前

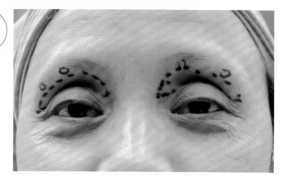

注射范围设计线。设计时采用坐位

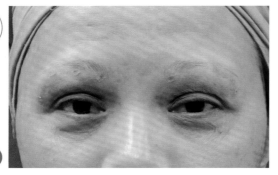

图3

a

脂肪注射术后即刻
注射量掌握适度，术后即刻就可以获得比较自然的效果

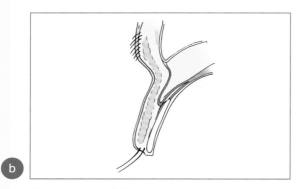

b

断面示意图，术前

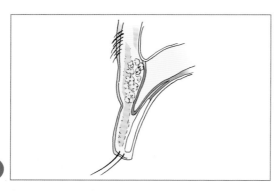

c

断面示意图，脂肪注射术后即刻
脂肪散在注入肌层和肌层下

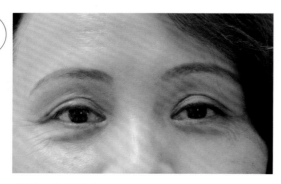

图4

术后1个月状态

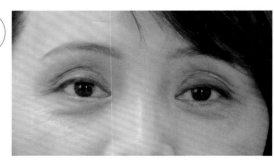

图5

术后3个月状态
注射脂肪量已明显减少，建议行第2次脂肪注射术

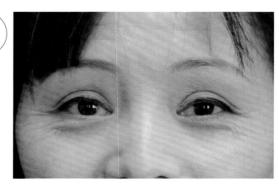

图6

第2次注射术后2个月的状态

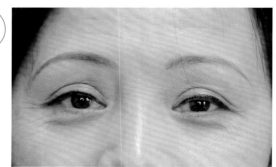

图7

第2次注射术后3个月的状态
与术后2个月相比，脂肪量吸收不多

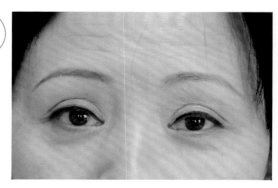

图8

第2次注射术后5个月的状态
与术后2个月的状态相似，可认为脂肪已稳定成活

案例 3　皮肤松弛下垂和（上睑）轻度凹陷案例

解说：患者因上睑凹陷和皮肤松弛下垂来院就诊，希望手术改善（图 1）。

1. 手术方案

1）切除松弛下垂的多余皮肤（保留皮下软组织部分）。

2）将上睑提肌腱膜固定于睑板，使睁眼时眼睛显得更大。

3）同时将眶隔脂肪向下牵引。

2. 手术步骤

设计

　　计划在上睑缘上方 5 mm 以上切除松弛下垂的多余皮肤，并延长至外眦外侧 1 cm 的长度（图 2，3）。

麻醉

　　同案例 1。

手术

步骤 1　**切除皮肤**（图 4~6）。

步骤 2　**暴露睑板和上睑提肌腱膜。**

步骤 3　**分离睑板上方组织：**找到上睑提肌腱膜和睑板连接部疏松组织处（图 7）。

步骤 4　**固定缝合腱膜：**把上睑提肌腱膜下端固定缝合于睑板上部（3 针）。确认睁眼状态下效果后进行缝合（图 8，9）。

★　注意在睑板固定缝合时，一定要确切固定于睑板，不能仅与睑板前软组织缝合，这样会导致术后缝合松解而产生不佳效果。

步骤 5　**缝合皮肤：**带皮下组织固定缝合 4 针后，缝合皮肤，结束手术（图 10，11）。

3. 术后注意事项

　　同案例 1（图 12~14）。

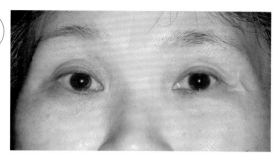

图 1

案例 3　[51 岁女性] 术前
右侧上睑重度凹陷，睁眼时有抬眉习惯

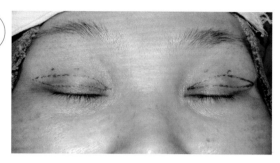

图 2

设计：切除上睑皮肤，眼轮匝肌留存并缝缩。上睑提肌腱膜向下牵拉，缝合固定于睑板，能够让睁眼时开睑程度变大，同时期望达到眶隔脂肪下降的效果

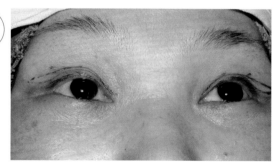

图 3

睁眼状态
伴随有眉毛上提的习惯

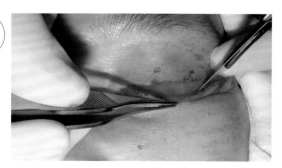

图 4

切开皮肤后，与下方眼轮匝肌分离，仅切除皮肤

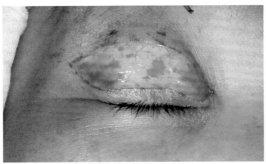

皮肤切除结束时
眼轮匝肌全部留存

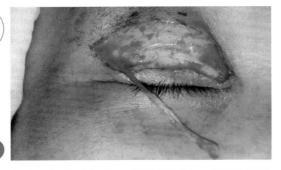

切除一部分睑缘皮下的眼轮匝肌，剩下的眼轮
匝肌留用于增加眼睑容量

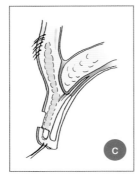

断面示意图
b显示预定切除部位
c切除一部分睑缘皮肤后的状态

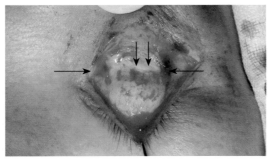

分离至睑板上缘时可见眼眶隔膜和上睑提肌的
终末折返部位，其横向即白色横向腱膜，固定
腱膜让患者睁眼时，有一种被牵拉的感觉；如
果在下方牵引腱膜，睁眼会受到限制。用以上
方法即可确认腱膜

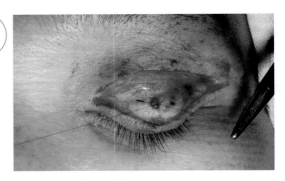

缝合到上睑提肌腱膜和睑板上的状态

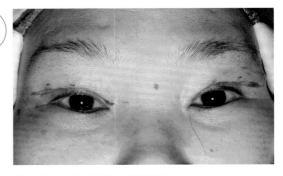

缝合结束后，睁眼变得轻松

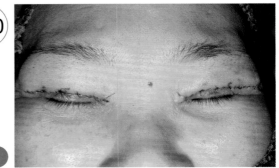

缝合结束后状态

断面示意图
上睑提肌腱膜固定缝合到睑板上后，眶隔脂肪
呈被拉下的形状

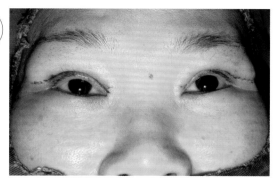

图 **11**

手术结束时
睁眼状态

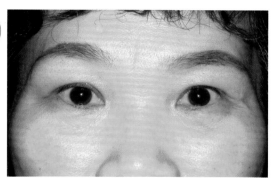

图 **13**

术后第 3 周的状态
能轻松睁眼。通过被牵拉下降的眶隔脂肪，大
大改善了眼睑凹陷

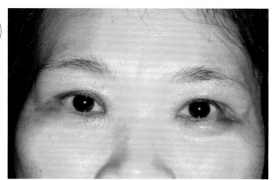

图 **12**

第 6 日拆线结束时

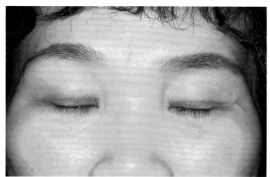

图 **14**

术后第 3 周，闭眼时
第1个月是切口发红最明显的时期，大约半年会
消失

该手术方法的要点和小结

1）脂肪移植术或脂肪注射术之间的选择很重要，如果是重度凹陷症则建议移植。

2）应该仔细观察皮肤下垂的程度。如果下垂严重，仅仅去除凹陷反倒会引起上睑下垂而导致患者的不满。

3）如果患者不想改变外观，脂肪注射的量应适当少一些。

4）在上睑移植或注射脂肪，成活率在 40% 左右。

5）对于上睑凹陷症，眼轮匝肌不做切除，留下来作为矫正凹陷的填充物。

术后潜在风险、并发症及对策

常见

1. 肿胀

   所有案例手术后都会出现肿胀，不同患者之间有一定程度上的差异。有时这种状态可能会看上去很不自然。另外，由于肿胀，重睑的宽度也会看上去更显宽，患者容易误会这就是手术的最终结果。所以在手术前，必须向患者说明肿胀期间重睑宽度较宽的现象。

2. 皮肤切口发红

   大约需要半年时间消退，有瘢痕疙瘩体质的人可能需要更长的时间。

3. 皮肤感觉迟钝

   由于从切口至睑缘皮肤的感觉神经被切断所致，大约 3 个月后恢复正常。

4. 睁眼时的异常感觉

   由于手术去除了凹陷，增加了上睑的组织量，视野增大，有时会有阳光刺眼、眼皮沉重等异常感觉。和原来相比，眼睑的宽度增加自然会产生一些感觉上的差异，"习惯了就会好的"。耐心向患者解释手术并没有涉及深层眼球结构，并不是手术方法有问题。

偶见

1. 皮下瘀斑

   由于术后渗出（oozing）所致。如果没有血肿（肿块），一般在 2~3 周内消失。

2. 眼神变得冷漠

   由于睑裂增大，有时会出现看上去眼神冷漠。这是由于术前眼睑的松弛下垂显得眼睛好像处于半睡眠状态。手术前后的差异产生的不习惯感觉无法避免。向患者说明这只是短时间内的不习惯所致，随着时间推移会逐渐习惯。

罕见

1. 血肿

   术后如果局部出血，术后第一天会出现异常肿胀、皮下瘀斑，伴睁眼困难。如果发现这种状况，应立即在局部麻醉下拆线，清除血肿，确定出血点并确保无活动性出血后，缝合伤口。不做好这一步容易导致血肿机化，遗留长期肿胀的感觉和上睑下垂症状。

2. 医源性上睑下垂

   行脂肪移植和脂肪注射时，如果容量过多，则影响睁眼，特别是在眶隔脂肪层过量注入脂肪时较容易发生。

   ☞ 补充说明 1

3. 与患者所希望达到的结果不一致

   如果术者没有意识到去除凹陷会加重眼睑皮肤的松弛，就有可能发生这种情况。在存在皮肤松弛的情况下，除非在缓解凹陷的同时切除皮肤，否则不能获得理想的结果。

   ☞ 补充说明 3

非常罕见

1. 感染

   一般眼睑手术不会有感染的情况发生。如果发生，基本上见于糖尿病患者，全身情况极差、容易感染者，以及环境和手术过程不洁等引起。

2. 失明

   有过切除眶隔脂肪时损伤动脉，并且止血操作不当引起术后大出血而导致失明的报道。

补充说明

补充说明 1

医源性上睑下垂

笔者曾经接诊过一位在交通事故后出现上睑下垂的女性。经过仔细询问后得知，该患者由于事故导致眼睑脂肪减少、眼睑凹陷症，故在某医院接受了脂肪注射手术。但是结果不但没有改变凹陷，反而导致了上睑下垂，睁眼时眼睑仅能睁开 2 mm，眼睑上部基本不能活动。这是注射到眶隔脂肪层的脂肪粘连在上睑提肌导致的结果。通过这个例子说明了向眶隔脂肪层里注射脂肪相当危险。这种医源性上睑下垂几乎难以矫正，考虑到原注射医生比较了解患者情况，介绍她去了原注射医生处治疗。这是一个需要付出相当大的努力才能解决粘连的案例。

补充说明 2

晃动的凝视，你在哪里？

眼睑凹陷（sunken eye）和眼睑臃肿（bulky eye）似乎是完全相反的状况（实际上不是）。有的人随着年龄增长，眶隔脂肪量减少；相反，有人的眼睑则变得越来越臃肿。这似乎与遗传有关。家族里能看到类似的眼睑，两种类型的人随着年龄增加，症状均会加重。

眼睑凹陷在 20 多岁的人群中也有明显者。年轻女子在这种状态下看上去很美，令人羡慕，但是这样的眼睛老化得也很快。

笔者刚做医生时，有一位名叫 S.K. 的女演员就是长着一双这样的眼睛出现在广告上。笔者也是对她的脸一见钟情。S 堂的化妆品广告语也是"晃动，凝视"。看着眼睛就好像在晃动，真是不可思议。然而，大约 20 年后，当笔者看到那位女演员的照片后很惊讶，她已成了一个极度眼睑凹陷的人。"可惜了，美

人"，以后也只能演一些阴暗的角色了。对这种类型的眼睑，早日进行脂肪注射，可避免严重的凹陷症。

补充说明 3

要注意凹陷症与重睑宽度之间的关系，否则可能会得到意想不到的结果

眼睑凹陷症的美容外科手术有时会出现意想不到的结果，必须引起注意。下面的这个例子是 25 年前笔者做脂肪注射手术刚 3 年时遭遇的一件事。笔者为一位 50 岁左右的眼睑凹陷症患者做了脂肪注射手术。笔者确信手术是成功的，只是注入的脂肪量稍稍多了点。几天后患者来诊主诉："眼睛的感觉发生了完全改变。"事实上，注射脂肪的量适中，注射手术的结果本身也很好，但是是什么变了呢？这是因为重睑宽度变窄，外观也和手术前发生了显著变化。患者手术前由于眼睑凹陷，眼睑睁开较困难，形成了睁眼时总要抬高眉毛的习惯；而脂肪注射后，眼睑凹陷的情况消失，眼睑也容易睁开了，不需要抬高眉毛也可以睁眼，所以使眼睑的皮肤自然下垂。其结果是皮肤盖住了重睑线，使重睑的宽度看上去变窄了。

未向患者详细说明重睑宽度的变化是笔者的不足之处。手术后无论你怎样解释说明这不是医疗错误，这是绝对不可避免的，但是患者的一句"没听说过"会让你无话可说。这是因为你在术前没有有做好知情同意。幸运的是，患者是一个温和的女性，问明了情况，笔者在大约 3 周后为她免费补做了重睑术，恢复到了原来状态，也消除了眼睑凹陷，最终患者得到了满意的结果。之后，患者又在本院接受了面部提升手术。对有清晰重睑线的眼睑凹陷症，应该牢记，如果患者来做治疗时希望不改变眼睑外观，一定要非常小心。

8 | 上睑下垂矫正术

引言

1) 上睑下垂是一种先天性或者后天性的睁眼时睑裂开大不足、视野变窄的病症。患者为了改善这种状态而最大限度地向上抬高眉毛，使得前额皱纹变得异常明显。

2) 上睑下垂患者的颈、肩部总是感到非常僵硬，并有持续性、慢性头痛等情况。

3) 老年性上睑下垂患者的眼睑皮肤异常松弛。这是下垂引起的，很多案例上睑提肌的功能仅有轻微的减弱。

4) 作为一种社会现象，长期配戴隐形眼镜引起上睑下垂的案例在不断增多。虽然只有 40 岁，但上睑皮肤已有 70 岁人的宽度，愿意接受手术的患者在逐年增加。

5) 对于轻度的上睑下垂，只要切除多余皮肤，把腱膜固定在睑板上就可以恢复。

6) 对于较轻度的上睑下垂，并且本来重睑就很明显的情况，在眉毛下缘切除多余皮肤，并且切除缝合眼轮匝肌的一部分有可能减少恢复时间（1 周内就可恢复正常生活）。

7) 对于大多数老年性上睑下垂，虽然切除多余的皮肤和眼轮匝肌就能得到改善，但同时进行上睑提肌向前翻转术更为可靠。

8) 对于重度皮肤松弛的老年性上睑下垂，只是去除多余的皮肤，可能眉毛会过度下降而使眼睛变得不自然。从美容外科的角度来说，在切除睫毛上皮肤的同时，应追加切除眉毛上部或者眉毛下部的皮肤，使眉毛的位置处于一个适当的高度。

9) 对最大限度睁眼也只能开睑 2 mm 的先天性重度上睑下垂患者，需要进行额肌悬吊术。悬吊手术使用的筋膜可切取自大腿阔筋膜、长背肌肌腱或颞筋膜。

术前咨询指南

术前咨询时决定手术方案，术前对手术方案再次确认。

1）术前视诊要点
◎ 上睑下垂程度，最大限度睁眼程度
○ 眼睑臃肿（bulky eye）、眼睑凹陷（sunken eye）的程度
○ 外眦下垂形态
◎ 眼睑皮肤松弛程度

2）术前问诊要点
◎ 出现下垂症状的时间

◎ 有无配戴隐形眼镜，配戴年限
○ 希望术后呈现的外观形态（重睑宽度、外眦上提等）
○ 希望的眼睑宽度

3）术前检查
○ 根据情况进行视力检查和血液检查
○ 如疑似重症肌无力，需要先请内科会诊

4）知情同意
○ 详细说明术后潜在风险和并发症（见下文）

配戴隐形眼镜导致上睑下垂案例

解说：患者配戴隐形眼镜约 30 年，2 年前感到左眼睁眼时较过去变小，使视野变窄而下决心做手术（图 1）。

☞ 补充说明 1

1. 手术方案

1) 切除左上睑多余皮肤，与右侧对称。
2) 努力睁眼能达到 5 mm 的程度。预测将上睑提肌腱膜固定缝合于睑板上的方法能够达到改善效果。
3) 患者上睑凹陷，术中尽量避免切除软组织。

2. 手术步骤

设计

1) 以右侧为基准，取睫毛上缘 6 mm 宽度作为设计宽度。患者眼睑皮肤松弛下垂，切除皮肤最宽部分为 6 mm（图 2，3）。
2) 确定外眦周围皮肤松弛下垂范围。患者取坐位，在其微笑状态时观察下垂程度，描画皮肤切除外侧端设计线。

麻醉

避免麻醉到上睑提肌，缓慢注入含有血管收缩剂的低浓度麻醉药（如使用加肾上腺素的 0.5% 利多卡因）。至少等待 3 min 后开始手术。

手术

步骤 1 **皮肤切开**：尽量做到在上睑皮肤伸展状态下切开皮肤，才能忠实于设计线。老年人皮肤较薄，褶皱明显，沿设计线切开有一定难度。灵活运用小指、环指伸展皮肤会使操作变得更容易。

步骤 2 **留存眼轮匝肌，切除皮肤**：沿上、下设计线只切除皮肤，留存眼轮匝肌。

步骤 3 **切开眼轮匝肌肌层**：该案例眼睑凹陷明显，采取尽量留存软组织的方法。睫毛侧不切除肌层，仅仅切开至睑板即可。

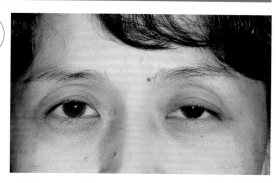

图 1

案例 1 ［61 岁女性］术前
患者配戴隐形眼镜约 30 年，2 年前感到左眼睁眼时较过去变小而前来就诊。确诊其患有上睑下垂，是隐形眼镜所致

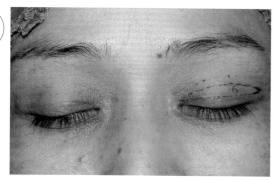

图 2

手术设计
以右侧为基准，取睫毛上缘 6 mm 作为标准决定宽度。患者皮肤松弛下垂，切除皮肤最宽部分为 6 mm。切除宽度的设计参照上睑除皱术设计

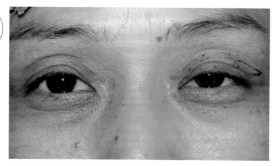

图 3

术前睁眼状态
患有轻度眼睑凹陷，尽量留存软组织

步骤 4 显露提肌腱膜，确认腱膜和睑板的固定缝合位置（图 4~10）

助手将睑缘侧组织向下方牵拉，术者向上方剥离显露腱膜，能看到与眶隔隔膜的分界（肉眼下：白色腱膜横向走行）（图 4）。用镊子固定并让患者睁眼，患者会有很强的牵拉感，向下方牵引时睁眼有受限感。然后，可以看到腱膜与睑板间有数毫米的距离（图 5）。将白色腱膜与睑板固定缝合。

步骤 5 确认睁眼时状态：要固定在睑板的什么位置，才能在睁眼时不存在左右差异，只有通过让患者睁眼确认。7-0 尼龙线固定 3 点（图 6~10），充分确认患者睁眼时无不自然状态（图 12）。

步骤 6 固定缝合：用 7-0 PDS 线固定缝合 4~5 针，再次确认睁眼时状态。

步骤 7 缝合皮肤：7-0 尼龙线连续缝合（over and over）皮肤后结束手术（图 11，12）。

步骤 8 包扎：为防止缝合皮缘后出血形成血肿，按凡士林纱布、湿纱布和干纱布的顺序包敷。结束手术。

3. 术后注意事项

1）术后注意事项中的要点

原则上不住院，重要的是患者需要自己注意以下事项：①术后当天尽量安静休息，避免俯卧睡姿、说笑和过度交谈。②眶周冷敷。说笑有可能引起面部血运增加，容易引起止血后的血管再度出血。术后血肿往往是由于该原因引起的动脉性出血所致（该案例术后拆线结束时照片显示淤血明显，是由于止血并不是十分彻底，或者术后患者未充分安静休息所致）。

2）术后处理

原则上，术后第 2 天换药，换药后不用再加压包扎，只需要用纱布在上睑上方做一个窗帘式遮掩即可，这样不妨碍睁眼。

术后第 5 天或第 6 天拆线（图 13）。术后第 7 天可以化妆。

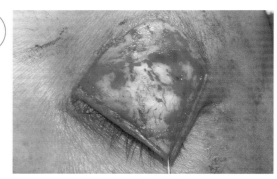

图 4

睑板上留存少许结缔组织的状态，由睑板向上剥离，可见到白色横行腱膜，即提肌腱膜折返点

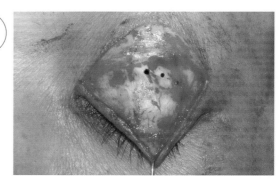

图 5

在腱膜端做标记后，能清楚看到腱膜与睑板上缘之间的距离，这是形成上睑下垂的原因所在

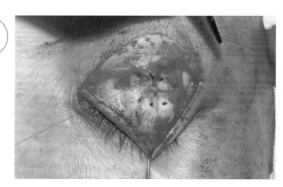

图 6

在睑板上端也进行标记，在提肌腱膜端穿线后让患者睁眼，感到缝线上有很强的张力，以此最后确认提肌腱膜

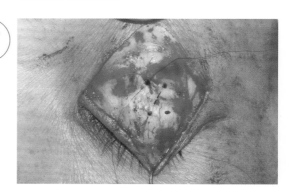

图 7

然后缝线穿过睑板侧

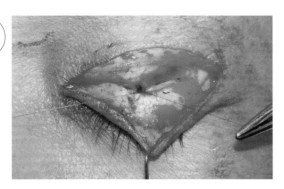

缝合完第 1 针

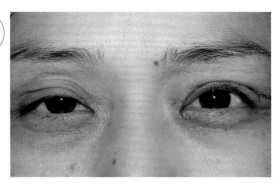

手术结束时睁眼状态
睁眼时左右对称

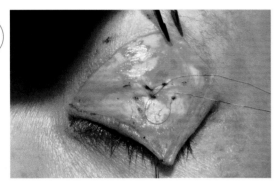

继续缝合第 2 针

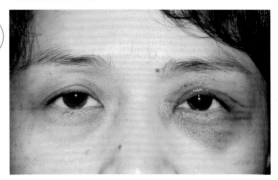

拆线结束（术后第 7 天）
皮下淤血仍明显

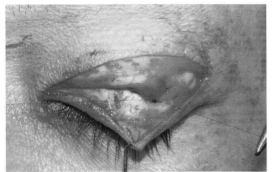

第 2 针打结完毕
让患者睁眼观察左右对称情况

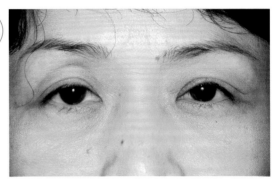

术后 3 周
肿胀基本消退，睁眼自然
但是需要总结两点教训：一是手术侧重睑弧线
稍欠流畅，二是提肌与睑板缝合固定的 3 点间距
离过于接近

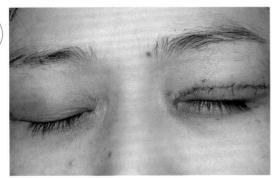

手术结束时闭眼状态

3）术后拍照

原则上，手术后即刻、拆线后即刻和术后1个月都应该拍照（图11~14）。

★ 老年性上睑下垂患者由于眼睑皮肤过度松弛，导致上睑皮肤量增加，睁眼困难，进一步加重下垂状态的情况较多，一般上睑提肌的肌力正常，所以只需要处理好浅层松弛下垂的软组织就能够改善下垂症状。

案例2　老年性上睑下垂案例①（睑缘侧皮肤切除法）

解说： 患者上睑下垂引起视物困难、视野狭窄1年余，影响驾驶，并伴有头痛、肩周痛而下决心来院就诊。

☞ 补充说明2

1. 手术方案

切除下垂皮肤，考虑到须与年龄相符，故不需要上睑皮肤过于紧致，切除皮肤的范围需要保守（图1）。

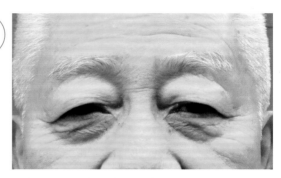

图1

案例2　[72岁男性] 术前
上睑皮肤松弛下垂，视野变窄

2. 手术步骤

设计

取睫毛上方5 mm处作为切开线，上方的设计线参考上睑除皱术方法来设计（☞ 68页）（图2~7）。

该案例切除皮肤最宽处为11~13 mm。

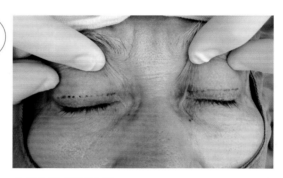

图2

皮肤切除量设计①
在睫毛上5 mm的位置描画切开线（该设计线因人而异，如要求重睑清晰者，可定为6~7 mm）

麻醉

同案例1。

手术

基本同上睑除皱术。

步骤1 皮肤切除： 最宽处右侧为13 mm，左侧为11 mm。

步骤2 眼轮匝肌处理： 最大限度留存眼轮匝肌。

步骤3 眶隔脂肪处理： 去除外侧部眶隔脂肪，切除并缝缩眼眶隔膜（图8）。

步骤4 上睑提肌腱膜处理： 由于长期负重睁眼（对抗松弛下垂的上睑皮肤），上睑提肌肌力较强。无须处理提肌和固定缝合腱膜也能很顺利地睁眼（图9）。

步骤5 缝合皮肤：（皮肤固定缝合5针和全切口连续皮肤缝合），结束手术（图10~14）。

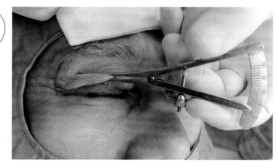

图3

切除皮肤量设计②
用眼眶测量器钳夹住多余皮肤，做上记号，再计测尺规数据（本案例为2 mm）

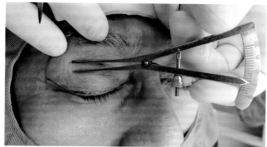

图4

切除皮肤量设计③
在设计线（见眼眶测量器所示位置）上方5 mm
处画设计线

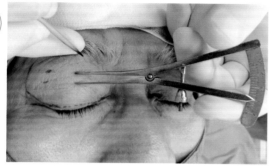

图5

切除皮肤量设计④
眼睑内侧1/3处同上设计并做记号

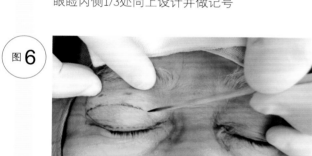

图6

皮肤切除量设计⑤
描画眉毛侧切开线

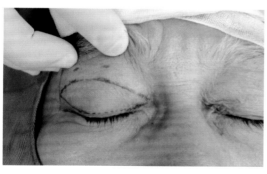

图7

皮肤切除量设计⑥（最大切除宽度为 13 mm）
内侧从内眦处向内延长5~10 mm（外侧首先观
察松弛下垂程度，计测切除范围后确定设计线）

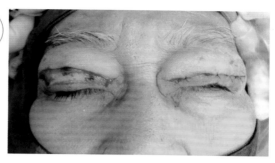

图8

切除皮肤和部分眼轮匝肌

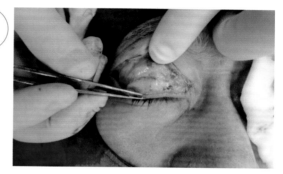

图9

确认上睑提肌腱膜功能
确认提肌功能属于正常

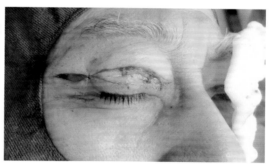

图10

固定缝合①
7-0 PDS线固定缝合（皮肤与睑板结缔组织的缝
合）

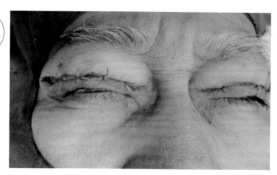

图11

固定缝合②
7-0 PDS线固定缝合5针

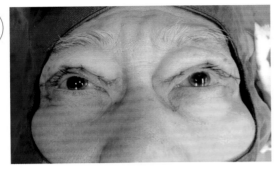

图12

确认睁眼状态

固定缝合后，确认睁眼时有无不自然的悬吊感
（如果固定缝合位置太高或重睑线不流畅时，需
要调整固定缝合）

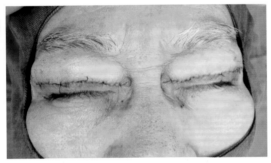

图13

手术结束

固定缝合后，7-0尼龙线连续缝合（over and
over），手术结束

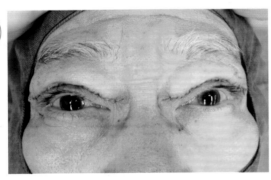

图14

再次确认睁眼状态

3. 术后注意事项

原则上同案例1（图15~18）。

高龄者容易出血，不易止血。手术当日尽量保
持安静状态。手术部位附近尽量冷敷。

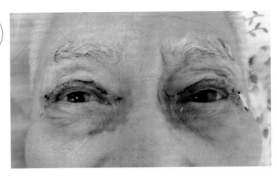

图15

术后第1天

局部有轻度皮下淤血（患者平常服用抗凝剂），
但无血肿形成

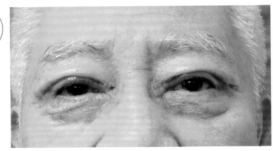

图16

术后1周拆线后

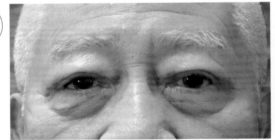

图17

术后1个月睁眼状态

轻度肿胀，已较自然

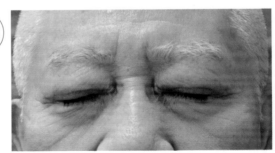

图18

术后1个月闭眼状态

案例3　老年性上睑下垂案例②（眉毛下缘部皮肤切除法）

解说：患者为老年性上睑下垂，仍在工作，不希望术后变化太大，尽量自然，希望采取术后恢复期短的手术方法（图1）。

1. 手术方案

患者希望能够早日恢复，故选择眉毛下切口。

2. 手术步骤

设计

眉毛下缘切开线及皮肤切除范围的确定与除皱术相同，可参考前述上睑（眉毛侧切口案例）除皱术（图2）。

麻醉

同案例1。

手术

步骤1　**切除皮肤**（图3）。

步骤2　**切除部分眼轮匝肌**：切除范围是皮肤的1/2较合适（图4）。

步骤3　**去除眼轮匝肌下脂肪**：上睑较厚、臃肿明显时，该操作比较有效（图5），切除的脂肪层为眼轮匝肌后脂肪（ROOF）。

步骤4　**眼轮匝肌的缝缩**：用4-0尼龙线将切口上、下肌层缝缩。缝缩后眼睑上扬，松弛下垂得以改善矫正（图6）。

步骤5　**皮下缝合，皮肤缝合**：仔细缝合皮下组织和皮肤，减少瘢痕形成（图7）。

3. 术后注意事项

如果做隐藏于眉毛下缘的切口，在缝合包扎后，眼睑呈现正常状态，因此可以缩短恢复期。拆线后仅遗留眉毛下缘瘢痕（图8~10）。

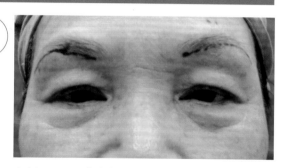

图1

案例3　[65岁女性]术前
希望行上睑除皱术，因希望尽量缩短恢复期而选择眉毛下切口

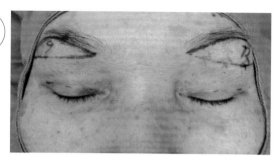

图2

设计皮肤切除范围（最宽处为9 mm）
多余皮肤的宽度参照设计图。术后眉毛的形状与患者商量后决定

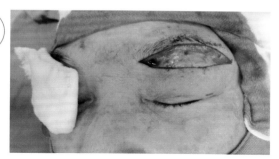

图3

皮肤切除
下层可见眼轮匝肌

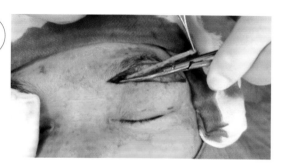

图4

眼轮匝肌切除
切除眼轮匝肌的范围是皮肤的1/2（为了能轻松睁眼）

图5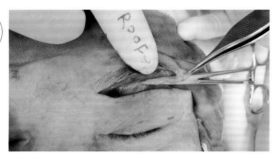

切除 ROOF
适度切除ROOF（减轻眼睑臃肿程度）

图8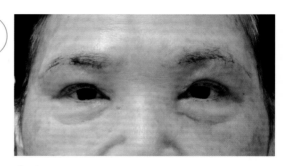

术后1周
可以拆线

图6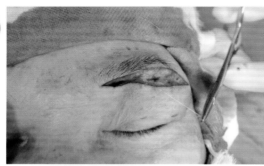

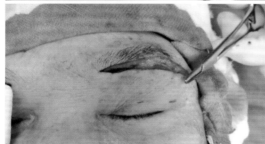

缝缩眼轮匝肌
4-0尼龙线缝缩眼轮匝肌。可以看到每缝合一针，眼轮匝肌便出现一定程度的提升

图9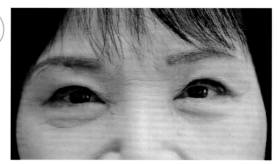

术后1个月
虽然没有完全消肿，但由于手术未涉及重睑线，所以比较自然

图7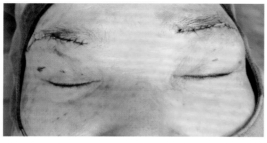

皮肤缝合完成
皮下真皮缝合（5-0白色尼龙线），皮肤缝合（6-0黑色尼龙线），手术结束

图10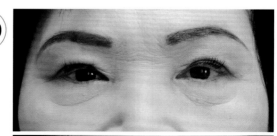

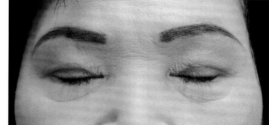

术后4个月
已完全消肿

案例 4　老年性上睑下垂案例③（睫毛部和眉毛上缘部两处皮肤切除）

解说：患者为 83 岁女性，双侧上睑下垂严重。5 年前曾患左侧面神经麻痹，未完全恢复，由于遗留麻痹状态，导致左侧上睑下垂较严重。正常睁眼状态下，由于受下垂皮肤的影响，使得视野被完全遮挡。另外，由于长年借助额肌睁眼，眉毛的上、下运动度较大。如果单纯切除睑缘皮肤，易导致眉毛位置过度下垂（图 1）。

1. 手术方案

由于面神经麻痹导致眉毛严重下垂，首先行双侧眉毛上缘皮肤切除以调整眉毛形态，让下垂状态稍作改善后，确认睑缘的腱膜性上睑下垂后再决定矫正方案。

①先选择切除眉毛上缘皮肤，使眉毛在一定程度上固定（形态和位置）；②然后进一步切除眉毛下部皮肤。

2. 手术步骤

设计

先切除眉毛上缘皮肤，右侧切除范围最宽 4 mm，左侧 8 mm。皮下眼轮匝肌缝缩固定于上方。然后，对睑缘多余皮肤计测结果，最宽部分切除 6 mm。

麻醉

同案例 1。

手术

步骤 1 **眉毛上缘的皮肤切除设计**：最大睁眼状态，在抬眉状态下计测左右差异，做提眉准备（图 2）。切除最宽范围：右侧 4 mm，左侧 8 mm。

步骤 2 **皮肤切除和缝缩**：基本不切除眼轮匝肌，皮肤缝缩（图 3）。

步骤 3 **睑缘皮肤切除设计**：下垂多余的皮肤计测方法与前述的上睑下垂手术设计相同，最宽处切除 5 mm（图 4）。

步骤 4 **皮肤、皮下软组织处理**：皮肤切除，眼轮匝肌部分切除。因为上睑提肌功能正常，所以

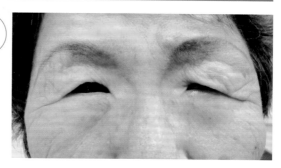

图 1

案例 4　[83 岁女性] 术前

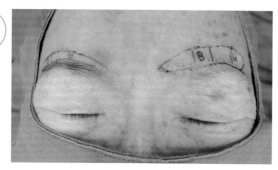

图 2

眉毛上缘皮肤切除设计
由于睁眼时存在左右差异，设计切除范围右侧最宽 4 mm，左侧最宽 8 mm

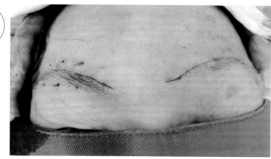

图 3

皮下缝合完成

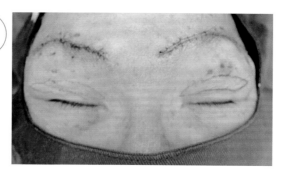

图 4

睑缘皮肤切除设计
此处按普通上睑下垂矫正术进行手术设计

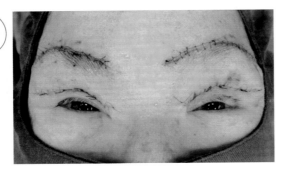

图 5

缝合皮肤，结束手术

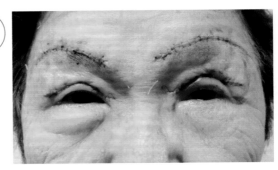

图 6

术后 1 周
视野已恢复，但眼睑外形不自然

上述处理足以满足睁眼程度。

步骤 5　处理上睑提肌腱膜

步骤 6　缝合皮肤（图 5）

3. 术后注意事项

　　术后 1 周拆线（图 6），尚未恢复自然。术后 1 个月逐渐恢复，但还没有完全消肿（图 7）。术后 4 个月已恢复眼睑自然状态（图 8）。

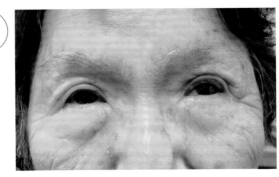

图 7

术后 1 个月
基本恢复，但仍未完全消肿

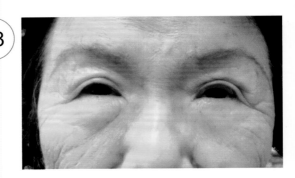

图 8

术后 4 个月
基本恢复自然

案例 5　先天性上睑下垂（筋膜悬吊术）案例

解说：患者双侧上睑下垂，上睑提肌功能几乎丧失。筋膜悬吊术是唯一的治疗方法（图 1）。

悬吊筋膜选择颞肌筋膜移植（大腿阔筋膜移植也被广泛应用。颞肌筋膜移植具有切口瘢痕在发际线内、不易显露、单一术野和组织量充足等优点，所以选择颞肌筋膜移植）。

1. 手术方案

应用颞肌筋膜作为悬吊组织，将上睑提肌悬吊于额肌。单侧的颞肌筋膜用于双侧悬吊。

2. 手术步骤

设计

皮肤切除范围同上睑除皱术设计。由于年龄关系，皮肤也有部分多余，故给予切除设计（图 2）。

麻醉

同案例 1。

手术

步骤 1　**颞肌腱膜切取**：

①切取颞肌腱膜：局部麻醉应浸润至切开部皮肤、皮下组织和筋膜下。

②切开皮肤，显露颞肌筋膜（图 3，4）。在切取的筋膜量供两侧使用的情况下，皮肤切开长度为 30 mm，筋膜切取面积为 35 mm×45 mm。

③取颞部横切口，长度 30 mm，切开皮肤、皮下组织和颞肌筋膜浅层。剥离颞肌筋膜深层组织，范围 35 mm×50 mm（图 5）。

④沿筋膜纤维方向横向切开，两侧纵向切开 40 mm（图 6~9）。

⑤为了便于顺利切取筋膜（图 10），必要时从辅助剥离处剥离切取筋膜（图 11，12）。取下组织保存于生理盐水中。

步骤 2　**眼睑皮肤切开**：切除多余皮肤和部分眼轮匝肌后，显露睑板。

步骤 3　**制作条状颞肌筋膜**：切取 30 mm×40 mm

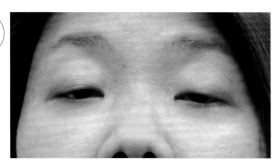

图 1

案例 5　[40 岁女性]　先天性上睑下垂，术前
上睑提肌功能几乎为零，筋膜移植悬吊于额肌
为唯一的治疗方法

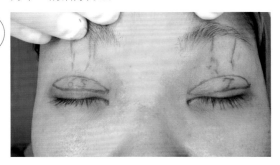

图 2

眼睑切除皮肤设计
眼睑皮肤多余部分切除，悬吊用组织取颞肌筋膜

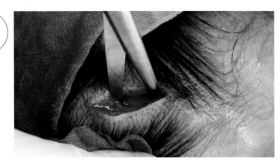

图 3

颞肌上皮肤切开
为切取颞肌筋膜，切开皮肤（30 mm）、浅筋膜，
显露颞肌筋膜

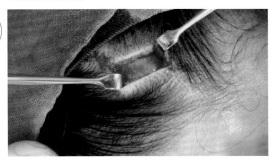

图 4

显露颞肌筋膜
颞肌筋膜为白色，有一定厚度。分离表层组织
（范围 35 mm×45 mm）

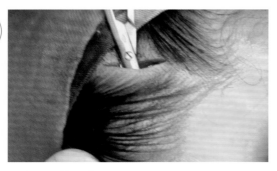

分离颞肌筋膜浅层组织
梅氏剪分离，向下分离范围35 mm×45 mm

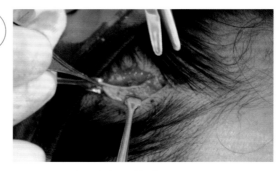

图示已从3个方向切开筋膜
必须用钝头剪刀，以避免损伤筋膜，引起穿孔

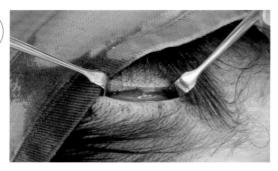

颞肌筋膜切开
同皮肤切口方向切开30 mm

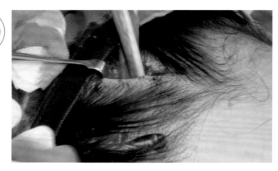

辅助切开
为了顺利切取与设计大小相符的筋膜，选择增加辅助切口，从此处取出筋膜

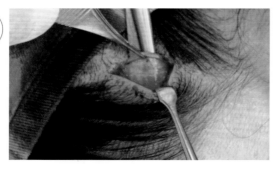

颞肌筋膜后方（下层）分离。继续用梅氏剪分离，面积同表层

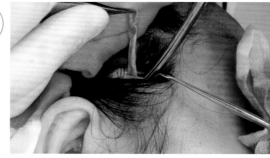

切取颞肌筋膜
从辅助切口切取筋膜

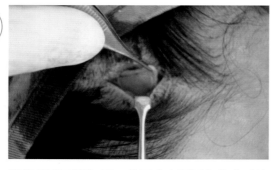

颞肌筋膜两端切开，往下方（深层）分离时注意不要缩小分离范围

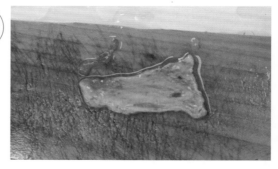

已取出筋膜
与最初设计时大小（35 mm×45 mm）相比，范围已缩小

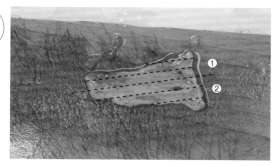

准备移植筋膜
将筋膜切开，制成两个条状组织

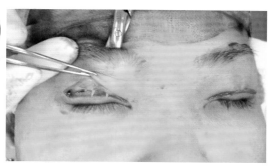

筋膜移植的隧道准备
用细长整形剪在设计部位预先制作隧道

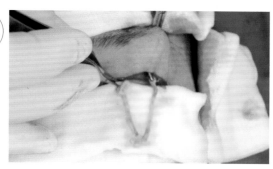

插入筋膜
用蚊式钳将条状筋膜插入隧道

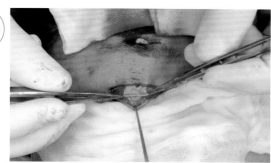

固定筋膜
睑板侧宽度需要10~12 mm

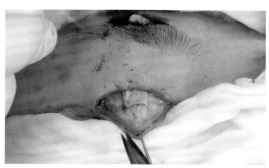

筋膜固定缝合于睑板（7-0尼龙线），一般缝合5针

筋膜，与原先设计的面积 35 mm × 45 mm 相比缩小很多。但不用担心材料不够，将取下的组织一分为二并做成 V 形（图 13）。

步骤 4　制作通向眉毛上缘的隧道： 先让患者抬眉，抬高后在眉毛上缘定点 2 点，以此 2 点为中心切开皮肤，各宽约 8 mm，从此处用细长整形剪在眼轮匝肌下分离隧道至眼睑部切开处（图14）。

步骤 5　筋膜移植组织缝合于睑板： 条形筋膜通过分离隧道，打结，制作成环状，防止脱出。V 字底部（离上缘 2 mm）固定缝合于睑板（用 7-0 尼龙线缝合 4~5 针）（图 15~17）。

步骤 6　在眉毛上缘行筋膜 – 额肌缝合： 在眉上缘 2 个切开部位从皮下分离贯通，左右两侧条形筋膜在此连接。在睁眼至 1/2 虹膜状态下固定缝合在额肌和皮下（7-0 尼龙线缝合 2 针）。

　　由于局部麻醉导致患者不能抬眉睁眼，术者用手帮助患者抬眉以确认睁眼情况（图 18，19）。

步骤 7　皮肤缝合： 眼睑部缝合一层，眉毛上缘皮下缝合后行表层缝合，结束手术（图 20）。

3. 术后注意事项

　　术后按常规护理。眼睑暂时不能完全闭合（1~2 mm 的睑裂闭合不全状态会持续 2~3 个月）。之后，眼睑能完全闭合，并在抬眉时较之前容易睁眼（图 21~25）。

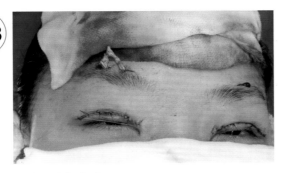

缝合眼睑部皮肤
把筋膜缝合到睑板上后，接着缝合皮肤

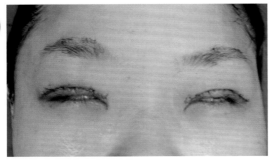

固定眉毛上缘筋膜
在眉毛上缘切开的两个部位环状分离皮肤，通过环状筋膜，用7-0尼龙线固定。此时以眼睛可看到一半虹膜的位置作为基准固定

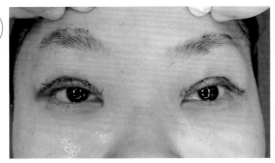

结束手术
把眉毛向上拉，确认睁眼容易程度

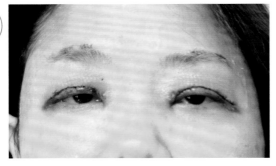

术后2天
自己睁眼仅能达到此程度

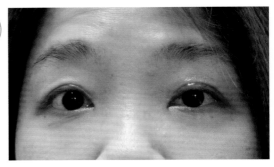

术后1个月
眉毛周围已基本无疼痛感，并已能顺利睁大眼睛

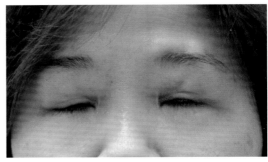

术后3个月闭眼状态
能达到这样的闭眼状态就不会发生睡眠时眼球干燥症问题

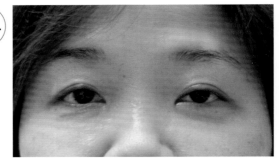

术后3个月睁眼状态
很自然的睁眼状态

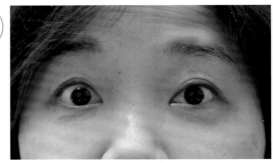

术后3个月，用力最大限度睁眼状态
可推测睑板与额肌已牢固连接

该手术方法的要点和小结

1）后天性上睑下垂在长期配戴隐形眼镜者中经常发生。考虑到仍然保持有上睑提肌力量，只需要把提肌腱膜正确地缝合到睑板上，即可睁眼。

2）多余的皮肤和软组织是额外的负荷，也是下垂的原因之一，应当切除。

3）先天性上睑下垂的最大睁眼宽度不足 3 mm 时，

有必要行额肌牵拉提升。

4）在筋膜牵拉提升手术中，决定提升高度十分重要。可以开始时稍稍拉高一些。如果仍然不足，再进行补足。

5）如果是由于面神经颞支麻痹导致上睑下垂，就必须同时处理眉毛和眼睑两者的下垂。

术后潜在风险、并发症及对策

常见

1. 肿胀

所有案例手术后都会出现，不同患者之间有一定程度上的差异，有时这种状态可能会看上去很不自然。另外，由于肿胀，重睑的宽度也会看上去更显得宽，患者容易误会这就是手术的最终结果，所以术前咨询时要向患者说明肿胀期间重睑宽度较宽的现象。

2. 缝合切口发红

一般约半年会自然消退，瘢痕体质的人存在的时间会长一些。

3. 皮肤感觉迟钝

从缝合线到睫毛的皮肤感觉神经在皮肤切除时会被切断。患者化妆时会发现，所以很担心。大约 3 个月后，知觉将逐渐恢复正常。

4. 睁眼时的异常感觉

①由于手术后视野增大，对阳光会感到较之前刺眼，会有好像视力下降了似的异常感觉。和原先相比，眼睑的宽度增加，自然会产生一些感觉上的差异。

②不能充分睁眼的感觉是由于手术后的肿胀引起的，肿胀消退后就可睁开。

5. 不能充分闭眼

上睑下垂程度越严重，越能通过手术使之睁开，但是容易引起闭眼不充分，这是不可避免的。另外，会有暂时性的睡眠时眼睛干燥的倾向，建议使用滴眼液保护角膜。

偶见

1. 皮下瘀斑

皮下瘀斑是由于手术后渗出（oozing）所致，会经常发生。如果无血肿，2~3 周后会自动消失。

2. 眼神看上去不那么温和，变得冷漠

由于睑裂增大，有时会出现看上去眼神变得冷漠的情况。

3. 手术结束后的左右差异

尽管两眼进行的是完全相同的手术操作，但在手术结束时，可能会有明显的左右差异。由于局部麻醉深度不同引起左右差异的原因占很大部分。不要强行修复。一般情况下，第 2 天来院时，两眼就可同样睁开。嘱患者"忍耐一段时间"。

罕见

1. 血肿

术后如果局部出血，术后第 1 天会出现异常肿胀、皮下瘀斑，以及术野血肿伴睁眼困难。发现后应立即在局麻下拆线，去除血肿，确认出血点并确定无活动性出血后，缝合切口。如果不作处理的话，容易导致血肿机化、长期局部肿胀，严重影响上睑外观。

2. 兔眼

兔眼也称为过度矫正。重度上睑下垂伴有一定程度的兔眼是不可避免的。应充分与患者沟通，了解患者希望恢复到什么程度，然后说明只能达到什么程度，需要患者给予必要的理解。

3. 与患者所希望达到的结果不一致

这是术者和患者都很困惑的问题。但是，这多数是术者的技术原因所致。在很多情况下，要么是瞪眼异常（有故意睁大眼睛的视觉效果），或者是眼神变得非常阴冷。术前做好咨询沟通，充分听取患者的诉求。低年资医生尽量以留有余地的方式做手术是明智的选择。

★ 但是，瞪眼异常应尽量早期进行修复手术。

⚠ 修复上睑下垂的过度矫正与矫正不足相比，前者的困难是相当大的。

非常罕见

感染

一般眼睑手术不会有感染的情况发生。如果发生，基本上见于糖尿病患者、全身一般情况较差等，以及环境和手术过程不洁等引起。

补充说明

补充说明 1

隐形眼镜致上睑下垂

自隐形眼镜首次出现在日本以来，已经应用超过 60 年了。最近，配戴隐形眼镜超过 30 年的大有人在，在这些人当中，出现上睑下垂症状的人数有所增加。发明者可能从未想过会发生这种情况。这是一种新的文明疾病，是文明社会的受益者不可避免的结果，和生活在汽车社会的人腿部功能弱化一样。但是，并不是每个配戴隐形眼镜的人都会出现这种后天性上睑下垂。笔者在做埋线式重睑手术时常常会想，睑板的硬度在不同患者之间有很大的差异。同样，上睑提肌腱膜和睑板之间的距离也有差异。随着人口的老龄化，上睑下垂患者也越来越多。此外，该手术属于医疗保险能报销的范畴，这也是手术增加的原因。与此同时，在美容整形领域，中老年人的眼睑手术越来越多，包括除皱术。

补充说明 2

老年性上睑下垂

随着年龄增加，有些人的眼睑松弛进展非常快，而有些人则进展较慢。这种差异的原因目前尚不清楚，可能与遗传基因有关。松弛进展迅速者，皮肤不仅向上和向下延伸，也向水平方向延伸，这种所谓的"细纹"患者很多。其中有一部分皮肤过于松弛者，如果不用胶带把眼睑提起来，即使睁着眼也无法看见东西。在这种情况下会出现倒睫，需要每月去看眼科拔睫毛。眼科医生甚至没有想到介绍患者去做手术，只是拔睫毛。全国这样的患者应该不下数万例。笔者经常说："眼科医生只关心眼球，对眼睑毫无兴趣。"如果眼科医生将更多的患者介绍给整形外科医生，那么情况将有所改变。目前已有所增加，但是从眼科介绍来整形外科的患者依然很少。很多接受了手术的患者都说："这么简单的事情，真应该 10 年前做手术就好了！"

引言

1）下睑除皱术与上睑相比有一定的难度，手术设计需要考虑重力等影响因素。

2）下睑老化现象从 20 岁就开始出现。爱美者通过注射胶原蛋白和透明质酸等填充剂进行改善。随年龄增长，细纹逐渐进展为皱纹、下垂、膨胀等。老化是人一生不可抗拒的现象。

3）治疗方案取决于老化的程度，可单独或联合以下方法来进行改善。

①注射填充物来改善皱纹

②脂肪注射术（自体脂肪）

③眶隔脂肪切除术

④下睑除皱术

4）对轻度的老化现象可采用脂肪注射术，如果下垂严重时，则需要进行除皱手术。

☞ 补充说明 1

5）经结膜入路眶隔脂肪切除术由于术后经常出现明显的下睑凹陷，故应该事先说明如果出现这种情况，则需要进行脂肪注射。

6）将眶隔隔膜的下缘进一步往下移，改善泪沟的哈姆拉（Hamra）法非常有名，最近经常被采用。

7）切开下睑皮肤的除皱术包括：去除下睑膨胀的眶隔脂肪、眼眶隔膜缩短缝合、眼轮匝肌缩短缝合、将眶隔脂肪移植到眼轮匝肌下方、切除下睑多余皮肤等方法。

术前咨询指南

术前咨询时确定手术方案。

1）术前视诊要点

◎ 下睑皱纹、皮肤松弛下垂的状态

◎ 眶隔脂肪凸出的情况

◎ 外眦的下垂程度

2）术前问诊要点

◎ 对什么状态感到在意和不安

◎ 是否希望上提外眦

3）术前检查

○ 必要时进行血液检查和视力检查

4）知情同意

○ 向患者说明过多切除皮肤会导致兔眼状态（非美容外科专业医生应注意不要发生这种情况）

☞ 补充说明 2

◎ 与其过多切除皮肤引起麻烦，不如建议少切为好

◎ 向患者说明皮肤切开线和外眦外侧切口的长度设计、眶隔脂肪处理和眼轮匝肌的处理方法

5）手术方案

○ 手术方法取决于下垂程度

①仅切除皮肤

②仅切除眶隔脂肪

③眼轮匝肌的处理和切除皮肤

④切除眶隔脂肪、眼轮匝肌的处理和切除皮肤

⑤单独或者联合应用脂肪注射术

案例 1　希望下睑除皱案例

解说：患者 10 年前开始感到全面部松弛下垂，特别对下睑松弛很在意，最近这种感觉更加明显，一些家庭变故（如丈夫去世）让自己比较消沉。选择手术是希望让自己变得年轻些而振作起来。最想改善的部分是下睑的松弛下垂（图 1）。

1. 手术方案

需要全面处理松弛下垂的皮肤、欠紧致的眼轮匝肌及眶隔脂肪。

2. 手术步骤

设计

1）**切开线**：内侧 1/2 设计线离睑缘 1.5 mm 画线，外侧切开线逐渐偏离下睑缘，至外眦部达 3 mm（图 2a，b）。

2）**内眦部分**：视松弛程度延长切口。

3）**外侧也视松弛程度适度延长切口。

4）**皮肤剥离范围**：下睑皮肤松弛范围（图 2b）。

5）标记眶隔脂肪下垂范围（图 2a，b）。

麻醉

准备 1% 利多卡因（含肾上腺素）和 0.25% 布比卡因各 5 ml（有时再加倍他米松 2.5 mg、碳酸氢钠 5 ml 混合）。

实际局部麻醉时单侧使用 3 ml，浸润剥离范围。

手术

步骤 1　皮肤切开和皮下分离（图 3~8）。切开时注意避开睫毛，每次切开皮肤长度 5 mm，逐渐延长切口至设计范围。用梅氏剪进行皮下剥离，用示指或小指边确认皮肤厚度，边剥离（图 4）。

★　注意：皮下剥离时，90% 锐性分离，20% 钝性分离。

步骤 2　切除部分眶隔脂肪（图 9~13a）。

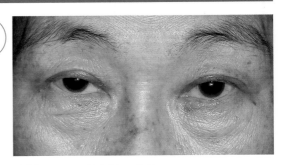

图 1

案例 1　[75 岁女性] 术前
因眼袋、眼外侧松弛下垂、全面部松弛下垂来院就诊。首先决定做下睑眼袋整形术，改善眼下方松弛下垂状态

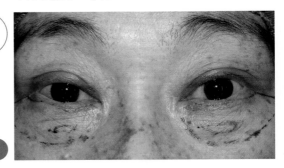

图 2

a

设计：从中央到外侧逐渐偏离下睑缘的弧形切开线，外侧离外眦 3 mm，标记眶隔脂肪凸出部分，此处为手术时去除脂肪的位置（b 图黄色部分）

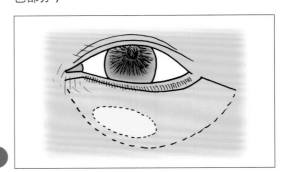

b

切除示意图，包含剥离范围

图 3

皮肤切开：为准确按设计线切开，切开时必须保持皮肤在绷紧状态

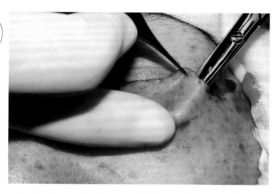

图 4

用梅氏剪做皮下剥离。皮肤与眼轮匝肌之间用剪刀锐性分离，为保证皮瓣的厚度均一，剪刀的尖端用示指或小指边确认皮瓣的厚度，边分离
★ 不推荐仅采用从皮瓣创面侧目测确认的分离方法

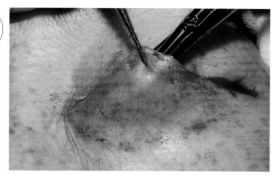

图 5

内眦下部斜形切开分离时，可见皮肤比原先伸展了 3~4 倍，令人吃惊，说明松弛明显

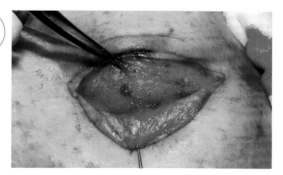

图 6

分离完毕，止血处理

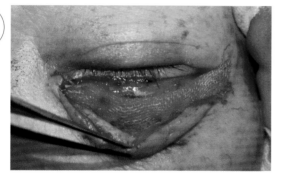

图 7

将肾上腺素湿纱布放在皮瓣创面侧湿敷

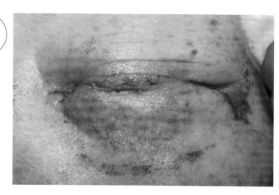

图 8

皮瓣创面侧用肾上腺素湿纱布湿敷后，对另一侧进行同样操作

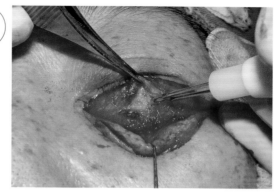

图 9

再回到先做的一侧：去除眶隔脂肪，行眼轮匝肌和眼眶隔膜开窗术（此操作需要使用双极电凝）

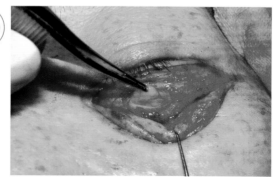

图 10

轻轻加压，拉出眶隔脂肪

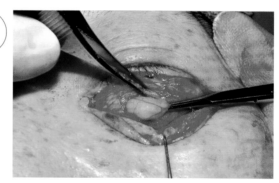

图 11

蚊式钳夹住脂肪

步骤 3　**缝缩眼眶隔膜**：改善松弛的眼眶隔膜，纵横两个方向均须缝缩，近似于荷包缝合。使用 7-0 尼龙线（图 13b）。

步骤 4　**缝缩眼轮匝肌外侧部，固定眶隔外侧部**（图 14～17）。

★ 切除长度为 3～5 mm。缝合时，缝合于眶骨骨膜，看似过度紧致，但该操作步骤是把术后可能松弛的因素也考虑在内。

这也是防止术后眼睑外翻必需的步骤。用 5-0 尼龙线固定缝合 2 针。

步骤 5　**眼轮匝肌缝缩术（plication）**

★ 根据眼轮匝肌上下方向松弛的程度加减缝缩术的长度。用 7-0 尼龙线缝合 3~4 针（图 17b）。

步骤 6　**皮肤切除**（图 18~23）：该步骤必须慎重，应考虑坐位或者立位状态下的皮肤切除宽度。

★ 助手用手指压住下睑下方部分皮肤并向下方牵引，将分离完成的皮肤摊平后再确定切除部分。首先确定 4~5 个关键点，其次将多余需要切除的皮肤做好记号。

步骤 7　**皮肤缝合**（图 24）：外侧以外可以简单缝合。

☞ 补充说明 3

★ 判断皮瓣下渗出 (oozing) 情况，如有必要可放入引流条。

步骤 8　**术后加压包扎**（图 25，26）

---

3. 术后注意事项

由于分离范围较广，必须术后加压包敷。术后 1~2 天拔出引流条。

术后 5~6 天拆线（图 27，28）。

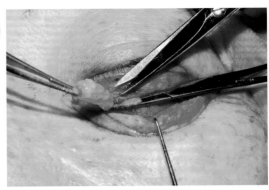

图 12

剪去脂肪（留少许脂肪在蚊式钳侧，然后用电刀或双极电凝止血）

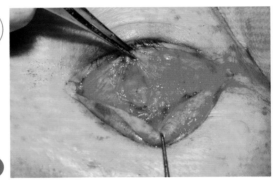

图 13

a

切除眶隔脂肪后状态
准备闭合打开的眼眶隔膜

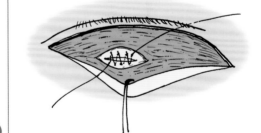

b

闭合眼眶隔膜示意图
用 7-0 尼龙线闭合切口，注意眼眶隔膜上、下、左、右各方向收紧后缝合

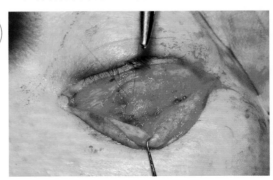

图 14

眼轮匝肌切口缝合完成

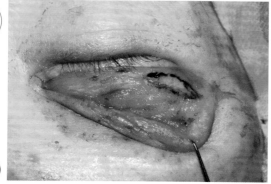

切除从外侧到中央的部分眼轮匝肌（虚线表示眼轮匝肌切除范围）

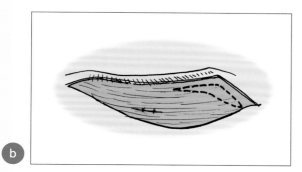

示意图
虚线表示眼轮匝肌切除范围

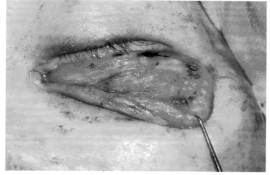

已切除部分眼轮匝肌

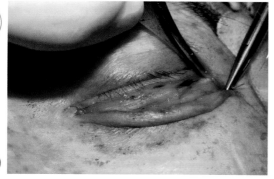

收紧眼轮匝肌：用 5-0 尼龙线将其固定缝合于骨膜 2 针

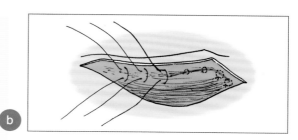

眼轮匝肌缝缩术示意图

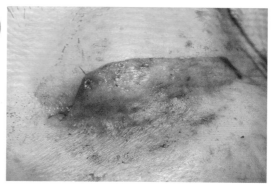

处理完眼轮匝肌后，将皮瓣伸展摊平（如果这种状态下决定皮肤切除范围，将导致严重后果）

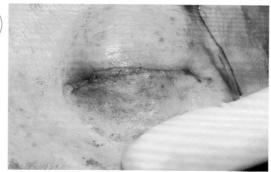

手指在下睑下部下方往下压迫牵拉皮瓣（做一个立位状态下的评估），与图 18 的仰卧状态对比，需要切除的皮肤量特别少

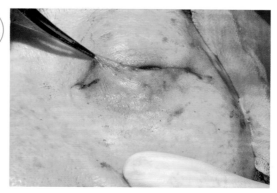

首先在内眦部做记号（在用镊子轻轻延伸皮瓣的状态下做记号），同样的操作用于外眦。切除皮肤。内、外眦用 7-0 丝线缝合

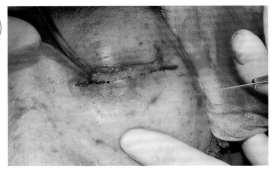

图 21

睫毛部分皮肤切除部分用记号笔画线，切除皮肤

★ 预防睑外翻的注意点如图所示：助手用手指将颊部皮肤下拉后画线设计皮肤切除范围

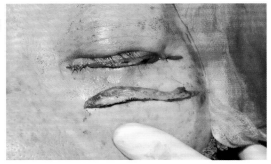

图 22

皮肤切除后，助手保持上述的下拉皮肤状态，此时会突然担心是否会切除过多

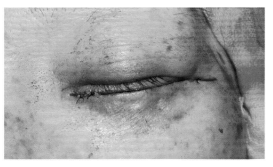

图 23

让助手松开牵拉皮肤的手指，皮瓣回位到理想位置

★ 过多切除皮肤是绝对禁忌的！切除不够还可以弥补

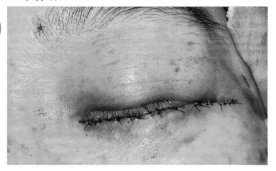

图 24

皮肤缝合：外侧（外眦部）皮下缝合 1 针（6-0 尼龙线）。外侧皮肤缝合间距密一些较好，睫毛部位缝合间距稀疏些（间距 3~4 mm）

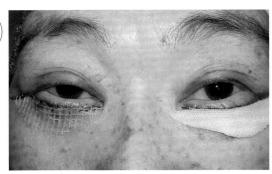

图 25

加压包扎

凡士林纱布、生理盐水纱布和干纱布顺序包敷（插入小孔引流管更好）

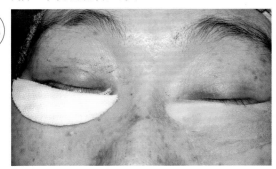

图 26

3M 胶布固定纱布，结束手术

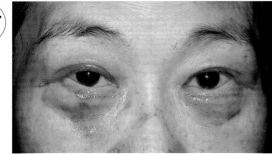

图 27

拆线后还有部分肿胀

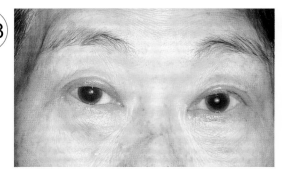

图 28

术后 6 个月

下睑袋已消除，瘢痕淡化、平稳

案例 2　下睑除皱术后行脂肪注射术案例

解说：患者所在单位大多数员工都是年轻女性，自己显得年龄太大，特别是下睑部分的睑袋问题增加了年龄感，因而下决心手术治疗。不管怎样，患者希望变得看上去年轻一些（图 1）。

患者接受下睑除皱术后，为了消除细小的皱纹，定期注射透明质酸。

1. 手术方案

1）首先进行下睑除皱术。

2）如果术后仍存在下睑下部凹陷，患者仍不满意效果时，可考虑行脂肪注射术。

2. 手术步骤

设计、麻醉

同案例 1。

手术

第 1 部分 由于患者不想请假休息，采用分期手术，每次做一侧。

步骤 1　皮肤切开，下睑的皮下剥离，眶隔脂肪处理：在眶隔脂肪凸出的中心部位打开眼轮匝肌，切除眶隔脂肪，缝缩眼眶隔膜（图 2~4）。

步骤 2　对侧手术：2 周后，对侧实施同样手术（图 5）。

第 2 部分　脂肪注射术：虽然最初的目的已达到，但患者不满意泪沟区（nasojugal area）凹陷，并希望改善。建议采用脂肪注射术，患者表示同意。

步骤 1　脂肪注射术：泪沟区注入脂肪后（图 6），使眼周年轻化得以实现，患者本人很满意（图 7）。

第 3 部分　第 2 次脂肪注射术：2 年后，患者希望对泪沟区再次进行脂肪注射，故接受了第 2 次脂肪注射术（图 8~10）。

术前较阴冷的眼神变得温和年轻。之后，患者因眼周皱纹一直在门诊接受透明质酸注射治疗。

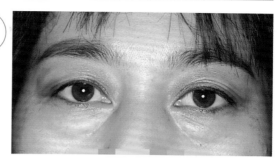

案例 2　[38 岁女性] 术前
因下睑松弛下垂和眶隔脂肪下垂来院就诊

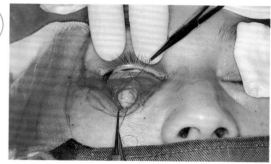

切除眶隔脂肪
需切除的脂肪量较多，切除后隔膜缝缩，处理眼轮匝肌，皮肤也做了部分切除

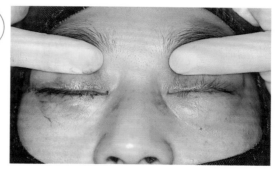

患者因为工作不想休息，手术采取单侧分期实施

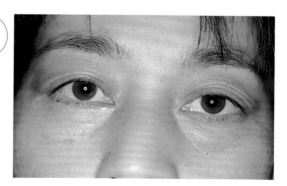

术后 2 周右侧的状态，左右区别明显

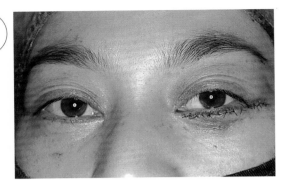

图5

2周后，左侧行同样手术

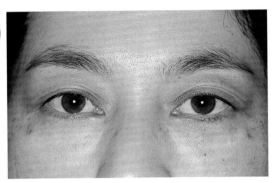

图6

术后2个月，脂肪注射术后即刻
之后，由于对下睑凹陷很在意，所以对凹陷部
位进行了脂肪注射

3. 术后注意事项

脂肪注射术后冷敷很重要。

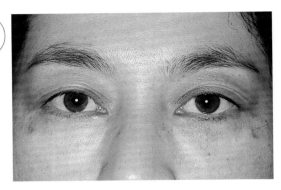

图7

脂肪注射术后半年的状态
下睑状态恢复佳

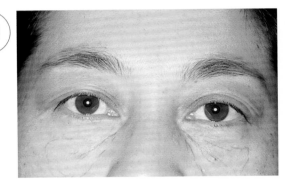

图8

脂肪注射术后2年
再次对下睑整体凹陷很在意，故对下睑下方凹
陷部位行脂肪注射术

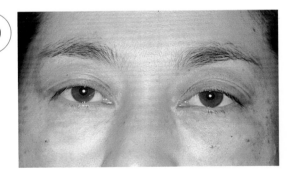

图9

第2次脂肪注射术后即刻状态

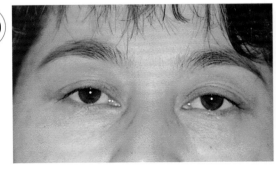

图10

术后2年的状态
第2次脂肪注射术后2年的状态，眶隔脂肪无凸
出，保持良好状态

案例 3　哈姆拉（Hamra）法下睑除皱术案例

解说：患者因眼袋（laggy eyelid）（下睑下方呈下垂、膨出状）来院诊治。睑颊沟上方的眶隔脂肪凸出较严重，属于哈姆拉（Hamra）法最佳适应证（图 1，2）。

1. 手术方案

手术方案采用哈姆拉（Hamra）法下睑除皱术。

2. 手术步骤

设计、麻醉

切口设计线取睑缘下 2~3 mm 处。

局麻方法同案例 1。

手术

步骤 1　皮肤切除设计线，标记睑颊沟、眶隔缘（图 3）。

步骤 2　局部麻醉。

步骤 3　皮下剥离和眼轮匝肌下剥离：皮下分离达睑板层次，继续向下方深层分离至眼轮匝肌深层、眼眶隔膜浅层，下方分离至眶隔缘下方约 1 cm 处（图 2~4）。

步骤 4　眼眶隔膜下端切开：切开隔膜下缘，眶隔脂肪自然疝出，切除疝出脂肪（图 5，6）。

步骤 5　固定缝合眼眶隔膜：隔膜下缘自然下降 8~10 mm，顺其水平固定缝合（图 7）。

步骤 6　水平方向缝缩眼眶隔膜：眼眶隔膜被纵向拉长，水平方向较松弛，为收紧此层次做水平方向数针缝缩（图 8~10）。

步骤 7　眼轮匝肌缝缩：向外上方上提，切除多余皮肤，部分眼轮匝肌固定缝合于眶隔外缘（2 针，5-0 尼龙线）（图 11，12）。

步骤 8　缝合皮肤：切除多余皮肤，闭合创面。为预防血肿，留置 3 mm × 30 mm 的硅胶引流管 24 h，弹性胶布压迫固定创面（图 13）。

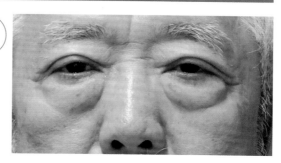

图 1

案例 1　[75 岁男性] 术前
因眼袋（下睑下方呈局部下垂、膨出状）决定行下睑除皱术

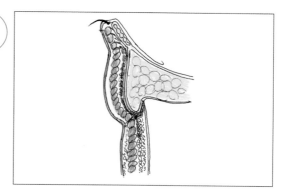

图 2

下睑术前状态示意图

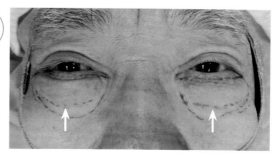

图 3

术前，眶下缘和泪槽沟记号线

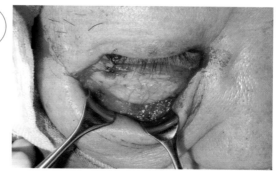

图 4

计划分离范围下端，即离眶下缘 1 cm 处
眼眶隔膜呈松弛状态，眶隔脂肪的凸起较明显

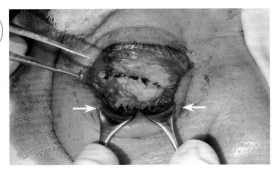

切开眼眶隔膜下缘
眶隔脂肪向下方凸起明显，此处钳夹后切除。下方标记的设计线是让隔膜向下方降下固定缝合的设计线（箭头所示）

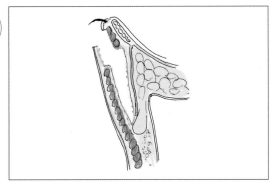

图 5 状态的示意图

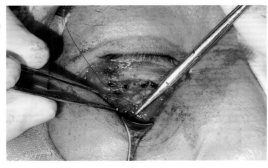

缝合眼眶隔膜，先从预定缝合线方向进针（图5）做固定缝合

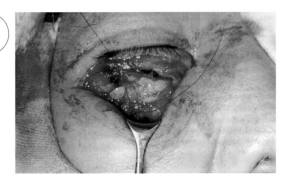

然后缝线在眼眶隔膜下缘部出针后打结（5-0尼龙线）

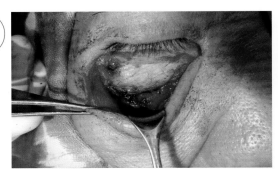

眼眶隔膜缝合完 1 针后的状态。同样缝合完3～4针后，隔膜的隆起膨出消失

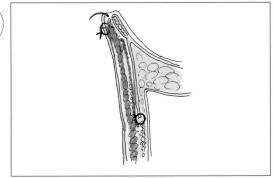

图 9 状态的示意图

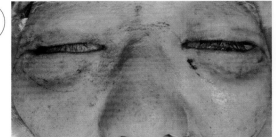

从外看到眼眶隔膜的下缘下方移动结束时，隆起膨出消失

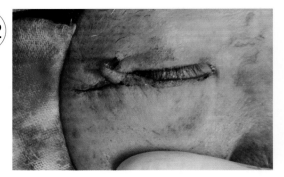

眼轮匝肌向上提起，固定缝合于眶外侧，然后切除多余皮肤

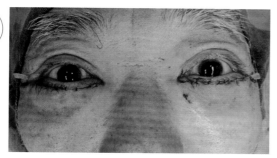

图 13

手术结束，睁眼时状态
外眦部放入引流条

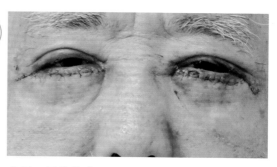

图 14

术后 3 天的状态

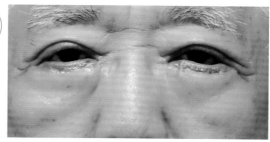

图 15

术后 3 周的状态

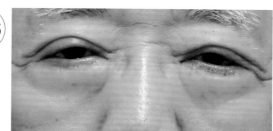

图 16

术后 2 个月的状态
肿胀还没有完全消退

3. 术后注意事项

- 术后第 1 天换药，确认有无血肿形成，拔出引流条。
- 术后 1 周拆线。
- 其他同前述案例。术后 3~6 个月观察恢复期变化（图 14~16）。

该手术方法的要点和小结

1）适当切除眶隔脂肪，然后对松弛的隔膜进行缝缩。

2）眼轮匝肌的缝缩收紧要确切。缝缩时，在眼眶的外侧骨膜上固定缝合（2 针即可）。这个操作确切地做好以后，切除皮肤时，用手把脸颊的皮肤朝下拉伸到一定程度，就会感到皮肤像被锁定似的再也不可能伸展了。在这种状态下确定皮肤的切除宽度可以防止切除过多，让助手做下拉动作。

以前手术时会让患者把嘴大大地张开，使下睑不从眼球离开来确认安全区，现在的方法不需

要唤起睡眠状态的患者，也可以切除必要和足够的皮肤。

3）对眼睑中央的眼轮匝肌行缝缩术要慎重。

4）皮肤的剥离范围非常广，所以要充分止血。如为了安全起见，就使用引流条。

5）手术后呈兔眼状态往往容易发生在术者对此类手术比较有把握时，所以术者应时刻小心慎重。

6）联合应用脂肪注射术是非常有效的，但同时进行会使肿胀明显，因此要向患者充分说明。

术后潜在风险、并发症及对策

常见

1. 肿胀

   所有案例手术后都会出现，不同患者之间有一定程度上的差异。要仔细观察，是否存在需要处理的血肿。

2. 皮肤切口发红

   术后 1 个月是发红最明显的时期，但下睑处瘢痕通常不太明显。只有眼角等其他部位（例如脸颊、前额）的红色需要半年以上才能消退。

3. 皮下瘀斑

   由于皮下剥离范围很广，皮下瘀斑较常见。出血较多时，在缝合完成前进行皮下冲洗很重要。

偶见

1. 血肿

   术后 1~2 天换药时如果发现血肿，应将切口打开，冲洗清除血肿，愈后较好。

2. 外眼角肿块和压痛

   这种抱怨在手术后的 1 个月左右很常见。事先应告知患者通常状态下也会发生。

3. 流泪

   眼睑肿胀暂时性压迫泪管，容易流泪，不久就会有改善。

4. 眼睑和结膜水肿

   这是在外眦部的眶缘将眼轮匝肌缝缩固定时经常发生的现象，大约 1 个月后将自然消退，由于淋巴回流暂时受阻引起，难以避免。应尽量避开眼角（外眦）最边缘处，向外眦外 1 cm 处缝 2 针固定后能减少此类现象的发生。如果患者诉疼痛，口服止痛药可以改善。

5. 外眦增生性瘢痕

   操作该手术时为了将下睑皮肤向上提拉，不得不将皮肤延伸提拉至后上方。如果只考虑缩短外眦处瘢痕长度的话，容易在此处形成猫耳（dog ear）。

   为了防止出现猫耳，可把外眦最外侧先做处理后（皮肤切除的临时缝合），再把中央部向垂直上方拉起处理。

罕见

兔眼（外翻）

   兔眼是该手术最不应该出现的并发症。先观察坐位时会出现多少剩余皮肤后，再让患者仰卧位手术，就比较顺利。

   出现兔眼是术者技术不成熟的表现。不对坐位时的状况进行观察，只对仰卧位时皮肤的下垂情况进行测量是错误的。

★ 如果是暂时性的，等待一段时间就可恢复。如果 1 个月后仍不见好转，那就是皮肤切除过多，只能移植皮肤来补充不足部分。

非常罕见

皮肤坏死

   应该考虑到这种情况的发生是由以下不利情况联合作用导致的。只能通过整形外科手术来处理。

   a. 血肿未处理

   b. 有出血倾向

   c. 皮下剥离层次太浅

   d. 皮瓣的张力过大

   e. 发热、高温（气温）

   f. 过度压迫固定

   g. 感染

补充说明

补充说明 1

由于脂肪注射术的出现，下睑除皱术急剧减少

笔者在这 25 年来一直致力于脂肪注射术，每天都在做脂肪注射的手术，特别是在下睑下方凹陷的容量补充方面发挥了重要作用，使得目前的下睑除皱术例数有所下降。除了皮肤松弛非常严重而只能选择做手术外，笔者尽量不做手术，而是采用脂肪注射术。实际上，有许多案例获得了满意的结果。在美容外科领域通过脂肪注射术来达到改善，笔者认为这是一种"美容外科的进步"。

并不是只有那些采用大手术而产生的结果才是进步，通过小手术而达到结果同样也是重大的进步。就像埋线式重睑术已成为最常见的手术方法是重大进步一样，下睑除皱术里增加了脂肪注射的手段后，使手术例数减少具有非常重要的意义。但是，必须采用如哈姆拉（Hamra）法这样的改变眼眶隔膜结构的手术才能得到改善的情况依然存在，所以专科手术仍然是必要的。

由于美容外科手术并不是治疗疾病，短期内可以回归社会（即误工时间短）也是患者关心的问题。所以从另外一个角度来看，采用下睑除皱术的患者减少，而采用脂肪注射术的患者增加是一件值得高兴的事情。

补充说明 2

人们普遍担心的兔眼

仰卧位和坐位时的下睑外表面积完全不同。形成兔眼意味着下睑皮肤的面积太小，在坐位时，眼睑被拉到了下方形成外翻状态。如果能在坐位进行手术的话，就会避免这样的情况，因为仰卧位手术常常会造成皮肤过剩的错觉而导致切除量过多。

事实上，从下睑缘到术中剥离下睑皮肤下端的距离，在坐位时有 25 mm，而仰卧时仅有 15 mm 左右，相差 10 mm。这就很有可能造成在做下睑手术时过多切除皮肤。之前笔者的诊所来过两位在同一时期、同一诊所做了下睑除皱手术后发生兔眼的患者，一看就知道是经验不足的医生所为。来做下睑手术的患者基本都会问"会不会形成兔眼"，笔者只能回答："我们的职责就是避免这样的事发生。请别太担心，应该没有问题。"

补充说明 3

皮肤缝合应该间隔宽一些

本文中也提到，睫毛部位的皮肤缝合可以间隔宽一些。这个部位的缝合即使间隔宽一些也不会影响伤口的愈合。术后渗血（缓慢出血）容易从缝合线间流出，这样反而能收到好的结果。

这是从神户杉本美容整形外科诊所的杉本医生那里学到的经验。30 年前，笔者在美容外科学会发表下睑手术的论文时，曾得到杉本医生的赐教。

从那时起，笔者在下睑手术最后缝合皮肤的时候总会想起杉本医生。杉本医生在一个医学技术欠发达的时代，几乎是凭借一己之力开创了美容外科，能够得到他的指导，对笔者来说就像是上天的恩赐，深深地刻在脑海里。它不是一种理论，而是从失败教训中总结出来的经验，值得我们借鉴。感谢杉本医生。

10 内眦赘皮矫正术

引言

1) 内眦赘皮矫正术是针对内眦部皮肤褶皱（蒙古褶）的矫正手术，其结果是使左右眼间距很宽的患者睑裂看似较窄。

2) 在日本，虽然适合矫正者很多，但实际上希望矫正的患者并不多。

3) 有轻度的蒙古褶，两眼间距离稍宽的女性有童颜倾向，看上去会很可爱，另外也有不易变老的优点。

4) 在美容外科的外文书籍里，理想面部的比例都是睑裂长度和眼间距相等，但对于面部是平面构造的日本人来说，即使眼间距宽 10% 也是很好的。

5) 如果实施内眦赘皮矫正术把睑裂长度和两眼间距做成一样，从正面看，日本人的眼睛似乎被移到了中间，反而变成不自然的脸。

6) 被推荐施行内眦赘皮矫正术，但之后后悔的患者相当多。

7) 做重睑术的同时做此手术者不少，但应看做仅仅是同时做两种手术，而不是延长到内眦的内眦切开重睑术。认识这一点后进行手术，结果可能会变好。

8) 瘢痕疙瘩体质的患者术后瘢痕会增生，且长期发红明显，故不建议施行该手术。

9) 手术后眼睛的形态变化很大，可能有的患者无法接受这种变化，因此不建议极力推荐此手术。

术前咨询指南

1) 术前视诊要点
◎ 蒙古褶的状态
◎ 内眦间距（两眼间距离），并测量睑裂宽
◎ 眼睑状态（单睑、重睑、睑裂宽度、皮肤厚度）
◎ 为瘢痕疙瘩体质的可能性

2) 术前问诊要点
○ 考虑施行手术的动机
○ 希望眼睑变化的形态特点

◎ 是否为瘢痕疙瘩体质

3) 术前检查
○ 根据情况进行视力检查和血液检查

4) 知情同意
○ 该手术必须在患者下定决心后才能实施，医生不应向其推荐。手术前后的形态变化可能较明显，即使做得非常漂亮，但是如果患者不满意，那就毫无意义。术后潜在风险和并发症详见下文

案例 1　内眦赘皮矫正术与切开式重睑术同时实施的案例

解说：患者因为眼睛看上去偏小和两眼间距较宽来院诊治（图 1）。其两眼间距过宽，超过一般男性平均值。建议同时实施内眦赘皮矫正术与切开式重睑术。

1. 手术方案

内眦赘皮矫正术：内田法术式设计，同时行切开式重睑术。

2. 手术步骤

设计

1）根据睑裂长度决定切开长度：左右内眦间距43 mm，睑裂长度 27 mm，设计切开长度4.5 mm，则内眦间距 34 mm，睑裂长度31.5 mm。按此比例切开较为恰当（图 2）。

2）首先设计基底部 3 mm、边长 3 mm 的三角瓣，从基底向水平方向各延伸 3 mm，从外眦方向看呈"M"字形（图 3，4）。

3）取蒙古褶中点与内眦角顶点两点连线上画线（图 5）。

4）从内眦向下睑延伸 7~8 mm 即可，不要超过10 mm。

5）重睑切开设计线与内眦设计线连接，皮肤切除宽度参考患者本人意见，睫毛上缘上留存 5 mm皮肤，最宽处皮肤切除 4 mm（图 6~8）。

麻醉

原则上，局麻药为 1% 利多卡因 + 肾上腺素（1：10 000）（有时加 0.25% 布比卡因）。

手术

步骤 1　**皮肤切开**：谨慎切开"M"字形皮肤，皮下注意保留软组织，以三角皮瓣的形式切开（图9）。

步骤 2　**皮肤和皮下软组织的切除**：切除预先设计的皮肤和皮下软组织，即切除部分眼轮匝肌及下层的软组织。下睑方向的皮肤切开为 8 mm（图10~12）。

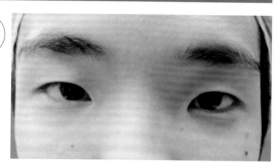

图 1

案例 1　[14 岁男性] 术前
因两眼内眦间距较宽，眼睛偏小，自己决定做整形手术并说服了父母来院就诊

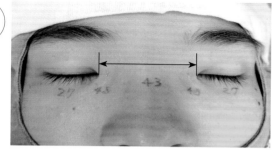

图 2

测量
两眼内眦间距43 mm，睑裂长27 mm，设计切开长度4.5 mm，经计算，内眦间距减少为34 mm，睑裂长度增加为31.5 mm。这个程度的变化即使今后鼻背部垫高也不会不自然。确定切开长度为4.5 mm

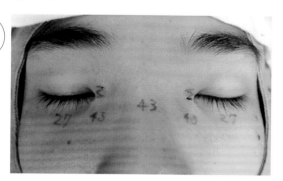

图 3

皮肤切开设计（内田法）①
取内眦点为中心，横向"M"字形设计
★ 要点是反方向看不应呈"W"字形（重要）

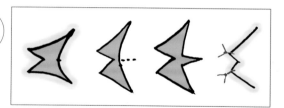

图 4

内田法皮肤切开设计和切开过程示意图

步骤 3 内眦部韧带和三角瓣缝合：留存内眦部三角瓣，切除周边的眼轮匝肌，内眦角韧带基底部和三角瓣基底部缝合（图 13）。

步骤 4 内眦皮肤的切开：分离能让三角瓣插入内眦。此时，必须要注意的是插入的位置。对于内眦位置的微调整，是稍稍向上，还是稍稍向下，需要根据患者的要求调整并做出最佳选择（图 14）。

★ 此选择决定了眼睛形态是稍向下弯，得到的效果是温和的眼神，还是向上扬，得到的效果是张扬的眼神。

步骤 5 三角瓣部位的皮肤缝合：用 7-0 尼龙线缝合三角瓣部位皮肤，前端缝合线留一定长度以胶布固定（图 15，16）。

步骤 6 下睑部皮肤缝合：此处长 7~8 mm，缝合 2 针即可。

步骤 7 切开式重睑术的皮下缝合：为矫正睫毛内翻，睑缘皮瓣皮下缝合 4~5 针（图 17）。

步骤 8 重睑术皮肤缝合：PDS 线固定缝合皮下组织 4 针，剩下的可以连续缝合（图 18，19）。

3. 术后注意事项

1）术后第 1 天确认有无血肿形成。

★ 如有疑问，局麻下拆线清除血肿。

2）术后 1 周拆线（图 20）（三角瓣前端的线留下不拆，3 天后拆线较安全）。

3）为防止瘢痕疙瘩形成，术后 1 个月口服抗瘢痕增生药物（RIZABEN®）。如果知道患者为瘢痕疙瘩体质，则需要服药 3 个月治疗（图 21，22）。

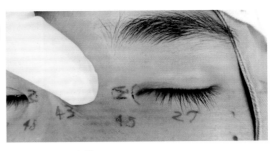

图5

皮肤切开设计②
将鼻背部皮肤向中央最大限度牵引，在此状态下的内眦顶点和蒙古褶中点两点连线上画线。此线下方尽量在 10 mm 内与 "M" 字形的延长线交叉，上方延长至预定的重睑设计线上

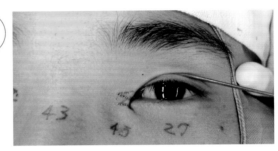

图6

皮肤切开设计③
上睑的皮肤切除宽度同一般切开法的皮肤切除量设计

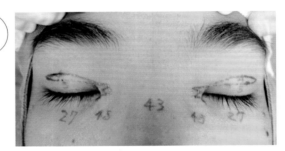

图7

皮肤切开设计④
设计完成。从上睑睫毛上缘上 5 mm 处，最宽皮肤切除 4 mm

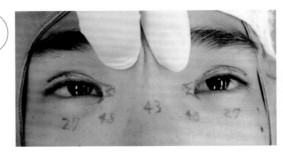

图8

皮肤切开设计⑤
设计完后睁眼状态

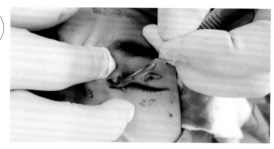

开始皮肤切开

首先从"M"字形设计线开始切开皮肤

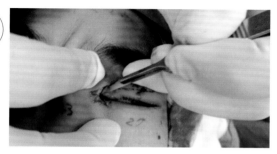

蒙古褶部切开

"M"字部位切开后，再切开蒙古褶（从顺序上看，也可先切开蒙古褶）

★ 内眦部的皮肤切开不建议一开始切得太深，建议浅层切开

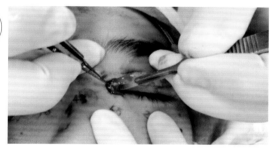

内眦部皮肤切开

应用内田法设计：内眦部皮肤切开"M"字形三角瓣时尽量带上皮下软组织

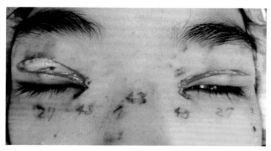

皮肤切开完成

不需要的软组织已切除

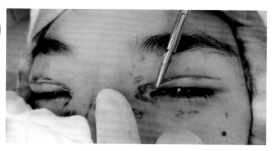

缝缩内眦韧带

7-0尼龙线缝缩内眦韧带

★ 如果是3 mm以内的内眦切开，就无须此操作

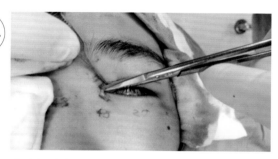

内眦部分皮瓣插入

让三角瓣能顺利插入内眦，进行内眦部皮瓣下分离（用整形剪分离）

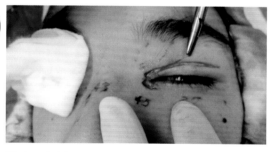

缝合三角瓣

7-0尼龙线缝合三角瓣。首先缝合三角瓣的前端和基部

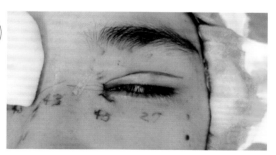

缝合三角瓣结束

三角瓣的三个角缝合结束后，再在三角瓣的每边各追加1针。另外，为了让重睑线稳定形成，在睑缘侧皮下缝合3针

图 17

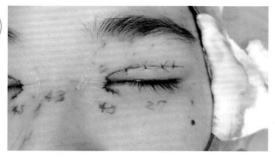

上睑的固定缝合
以4～5针固定缝合皮肤组织（使用7-0丝线）

图 20

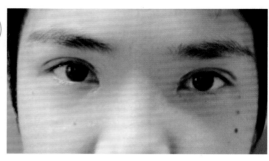

术后 1 周
拆线后
★ 术后1周时，三角瓣下方的基部成为内眦点，呈现较好形态的内眼角。这让我们明白，即使不使用Z成形，内田法也足够能让内眦形成较好的形状

图 18

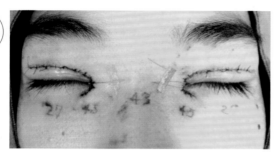

皮肤缝合完毕
7-0尼龙线连续缝合皮肤后结束手术

图 21

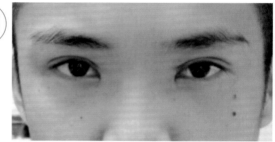

术后 3 个月
基本消肿，已经形成正常内眦形态

图 19

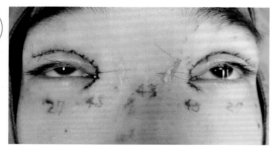

皮肤缝合结束，睁眼时状态
手术结束后的睁眼状态。由于局麻和肿胀导致睁眼较困难，没有问题
★ 三角瓣缝合完成状态。此时还不能显现出漂亮的内眼角

图 22

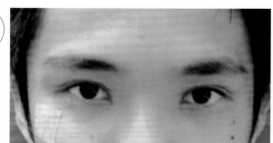

术后 5 个月
术前计测睑裂宽度27 mm，内眦间距43 mm。如果术后追求1∶1∶1的完美比例，则需要双侧内眦各切开5 mm，呈32∶33∶32的比例。但本例患者内眦实际上各切开了4.5 mm，这样让面部显得较为自然。因为日本人的颜面部立体感不强，两眼间距须稍稍宽一些，更能显现平衡美感

案例2 与切开式重睑术同时实施的案例

解说：患者两眼间距较宽，呈臃肿状，希望改善，让眼睛变得眉清目秀。因为面部轮廓较清晰，所以向患者做以下说明及建议，通过改善内眦赘皮和切开式重睑术，术后基本能达到所希望的结果，患者表示同意（图1）。

★ 笔者本人并不积极向患者建议行内眦赘皮矫正术。对于两眼间距较宽并不太在意者，医生不应该主动建议其行内眦赘皮矫正术。对这类患者，如果术后外观改变过大，本人难以接受，会使结果变得非常麻烦。

☞ 补充说明3

1. 手术方案

1）患者本身眼睛较大，计划行重睑术让眼睛更显眉清目秀。为达到此目的，计划切除皮肤宽度5 mm，同时切取上睑外侧部分脂肪。

2）去除蒙古褶会让眼睛更显美感，所以同时进行内眦赘皮矫正术。

2. 手术步骤

设计

内眦切开3 mm去除蒙古褶。

☞ 补充说明4

切开式重睑术设计。切开线位于睫毛上缘6 mm处，切除皮肤宽度最大处为6 mm（图2）。

麻醉

同案例1。

手术

基本同案例1的手术步骤（图3）。

上睑外侧切除了较多量的脂肪组织。

3. 术后注意事项

同案例1（图4，5）。

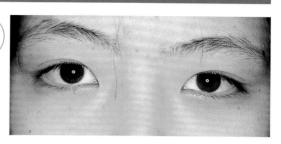

图1

案例2 ［22岁女性］术前
眼睛较大，但两眼间距较宽，希望变得更加眉清目秀，故来院要求整形

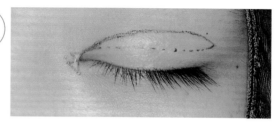

图2

设计。内眦处计划各切开3 mm长度矫正。切开式重睑术的切开线位于上睑6 mm处，在此上方，切除皮肤宽度最大处为6 mm

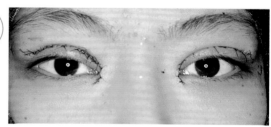

图3

缝合结束时状态。术中适量去除眶隔脂肪

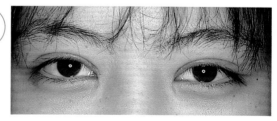

图4

术后2个月的状态

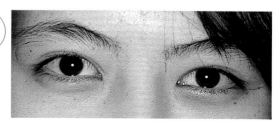

图5

术后2年的状态。两眼间距恰到好处地取得了平衡，呈现让人印象深刻的眉眼

该手术方法的要点和小结

1）要记住日本女性双眼间隔稍稍离开一点（意思是比睑裂长度更长）会感觉很可爱，看起来更显年轻。

2）在内田法中，三角瓣的宽度原则上为 3 mm。

3）在内田法中，从三角瓣底部到下睑的切开线应该尽量短缩（通常是 7 mm，不要超过 10 mm），以免瘢痕明显。

4）在内田法中，从三角瓣底部到上睑的切开线几乎是水平切开线，切除的皮肤面积要尽量少。太多会使内眦角的角度变得太大，眼睑的形状不自然。

5）联合应用切开式重眼睑术时，应该认识到这是同时在做两个手术，而不是在做延长线延伸到内眦的重睑手术。

6）"你不应该叫醒一个熟睡的孩子"，也就是说，不应该向没有意识到这个问题的患者推荐这种手术。因为如果患者本人无法接受外观的变化时，可能会增加麻烦。

7）如果患者为瘢痕疙瘩体质，要让其理解瘢痕不可能完全消除的事实。

术后潜在风险、并发症及对策

常见

1. 瘢痕明显

瘢痕无法避免，发红会持续一段时间。

2. 肿胀

肿胀不会很强烈，等等看（wait and see，W/S）就会消失。

偶见

增生性瘢痕（瘢痕疙瘩）

如果发生这种情况，患者很容易产生不满，但是由于这是瘢痕疙瘩体质引起的，无法避免。如果患者事先意识到这种体质，由医生开具处方内服药（RIZABEN®）用于预防，瘢痕多少会小一些。但如果患者说不清楚时，只能向患者说明出现这种明显瘢痕的可能性，并预防性用药 1 个月。不管怎样，瘢痕疙瘩体质者都会产生增生性瘢痕，别无选择，只能等待其自愈。

罕见

1. 矫正不足（under correction）

这种情况是由于设计时切开宽度不足导致的。手术前要向患者说明日本女性双眼间隔稍宽一点看上去更可爱一些（如果术后再解释，会被认为是借口）。但如果患者仍然不满意，可考虑 2 个月后再次手术。

2. 矫正过度（over correction）

①这种情况是由于切除皮肤过多导致的（参考本文设计内容），也是初学者容易犯的错误（beginner's pitfall）。切除皮肤过多导致内眦角度太大，看上去形状很不自然。这种情况被患者抱怨是一件很糟糕的事情，也是人们不喜欢内田法的原因之一（Z 成形术几乎不切除皮肤，所以没有这样的担心）。

☞ 补充说明 1

②切口宽度过宽时易发生，大多数都是由于适应证选择错误引起的。修复手术里的古川

法是一种非常优秀的手术方法（☞ 第三部分第 5章），但是这种手术方法需要非常细腻的技巧，不具有显微外科手术的经验，或者没有丰富的眼睑术后修复术经验的医生，不可能完成这种手术。所以，切口过宽不是简单的可以轻易矫正的问题。

③还有一种情况是由于手术前后的变化过大，使患者无法接受（也可以说是变得太过于漂亮）。即使眼睑在客观上变得非常漂亮，患者也可能无法接受这种变化。如果是在医生推荐下进行的手术，患者的受害者意识会更强。出现这种情况时，要么尝试说服患者，要么恢复原状，只能靠医生的诚意和努力了。

☞ 补充说明 3

3. 内眦变形

如果在内田法中三角瓣的底部太宽，或在其他方法设计上有不完善之处，手术后内眦就会发生变形（主要是内眦曲线变钝、不自然）。修复手术是一项挑战，如果进行修复手术的话，应该通过古川法或类似方法进行修复。

非常罕见

1. 坏死

插入内眦部皮瓣的宽度为 3 mm，长度为 3 mm 的三角瓣一般不会坏死。但是如果发生这种情况，那一定是技术上的问题，是由于没有附着三角瓣的皮下组织而是强制拉紧造成的。

☞ 补充说明 2

2. 鼻泪管损伤

从解剖结构上看，鼻泪管位于手术部位附近。如果它受到损伤，只能说是术者技术粗糙造成的。

补充说明
补充说明 1
关于内田法的设计

对于内眦整形术，除了内田法外，笔者也尝试过其他方法，但最终笔者认为没有比内田法更好的方法，所以现在笔者只采用这种方法来完成手术，但是笔者也做了一些细微的改善。如果说此法的缺点的话，那就是三角瓣底部引起的垂直猫耳，可以在设计上改进，让垂直猫耳的角度倾斜。因此，可通过考虑把三角瓣的上部或者下部当作真正的内眦，把三角瓣的基部点向内侧移动 0.5 mm进行优化，也可通过调整三角瓣的方向来考虑底部的哪边作为真正的内眦顶点。作为一个坚持内田法的人（尽管这属于个人喜好问题），把握好两个基本注意点，一是完善方法，二是注意不要掉入陷阱（pitfall）（尽可能保留三角瓣两侧的皮肤），就能继续用好这种方法。

补充说明 2
关于皮瓣的坏死

如果由于内田法手术导致三角瓣坏死，那毫无疑问是手术技巧的问题。但是手术中如果出现不理想的结果（unfavorable result），那不单单是某一个原因造成的，而是有其他不利因素相互叠加的结果。例如，如果三角瓣坏死，患者很可能患有糖尿病，而且是个重度吸烟者，手术后偷偷地吸过烟；另外手术也没有做好，未附着三角瓣的皮下组织，忽略了皮瓣的血液循环而缝合了切口……这些因素相互叠加导致了通常不可能发生的结果。简而言之，"不幸的结果总是源于多种原因"。

因此，对有特殊操作的手术，在手术后第 1 周必须戒烟，这是绝对必要的。笔者在做完面部提升术或皮肤移植手术后都会告诫患者（列举一些不幸的例子），让患者戒烟。总而言之，这是医患沟通的问题，也是医生诚意的问题，常有患者因此彻底戒烟而来感谢笔者。

补充说明 3

关于内眦赘皮矫正术的实施

笔者绝对不会强制性地向患者推荐内眦赘皮矫正术。原因有两点，其一是变化太大，其二是瘢痕疙瘩。对第一点来说，因为手术前后的变化太大，可能确实是变得漂亮了，但是患者有可能在意识上并没有跟上这种变化。第二点就是患者可能会因为瘢痕肥厚、明显而感到烦恼。对于这两点，如果是患者本人希望做内眦赘皮矫正术，那么结果容易被接受。但是如果患者本人并没有这种愿望，而是在医生推荐下做手术的话，情况就会发生变化。从美容外科的角度来说，对蒙古褶明显、两眼之间距离太宽的情况，施行内眦赘皮矫正术并不是一件坏事，但可能会对外观带来相当大的改变，所以要尽可能地向患者说明并得到本人的同意。如果患者是在不积极的情况下接受了手术，并且没有得到自己想象的结果，可能会产生强烈的被害者意识。

即使医生是为患者着想而做的手术，也容易出现纠纷。此外，也有在其他医院接受内眦赘皮矫正术的患者由于两眼间距太窄，看上去眼睛位于面部中央。这就是仅仅因为有蒙古褶就和重睑术一起施行内眦赘皮矫正术的结果。即使有蒙古褶，在两眼间距不宽的情况下不应该实施手术。笔者认为这是美容外科医生应该把握的。笔者常见到出于多收取手术费的想法而极力推荐患者一并施行内眦赘皮矫正术，经询问患者后得知："因为

医生建议最好也进行内眦赘皮矫正术。"笔者从内心里感到很不理解。这种情况在连锁美容外科机构里很多见是不争的事实。

对笔者来说，即使是内眦赘皮矫正"做完以后会变好"的情况，如果没有和患者进行充分的沟通，笔者不会推荐患者去做手术。另外，要给患者足够的时间考虑。笔者认为美容外科医生应该这样谨慎。

若预期内眦赘皮矫正术适合患者，应该在和患者之间的信任感达到一定程度后，再慎重地向患者推荐手术。得到满意结果后，患者满面笑容地感谢你时，那才是最高的荣誉。

补充说明 4

内眦切开术的测量值和反弹现象

通常，在内眦赘皮矫正术中切开 3 mm 的宽度是指闭眼状态的测量值，与重睑术设计时睫毛上缘 ××× mm 测量值的意义完全不同，这种差别可能会让人感到一些困惑和不理解。

设计重睑宽度时，上睑皮肤伸展时和一般状态时的宽度有很大差异，所以测量时必须注意这种差异。接受内眦矫正的群体多为年轻患者，需要改善和解决的问题是内眦间距，所以应在一般状态而不是伸展状态下设计切口长度。

然而，虽然内眦赘皮矫正术的切口长度设计为 3 mm，实际上少于 3 mm，得到似乎只切开了 2 mm 长度的结果，我们将之称为反弹现象。原因是由于缝合后皮肤伸展所致。

以上问题还没有在美容外科学会上被充分讨论过。可能是与重睑术相比，内眦赘皮矫正术的受术者只占一小部分，而且女性内眦间距宽一些较显可爱，有童颜的感觉。

11 | 倒睫矫正术

引言

1) 有两种类型的人需要接受手术。一种是先天性倒睫，另一种是由于年龄和肥胖使眼睑变得松弛，使睫毛碰到了眼球。

2) 对于倒睫的部位，如果是上睑，就要考虑将皮肤往上牵拉；如果是下睑，则要将皮肤往下牵拉，使睫毛的方向远离眼球角膜。

3) 切口缝合线的位置应在距离眼睫毛约 3 mm 的不明显处，这对美容手术来说也是令人满意的部位。如果距离眼睫毛 1~2 mm，就过于狭窄，倒睫复发的可能性大；而距离到了 5 mm，瘢痕就会变得明显，所以必须小心。

4) 如果内眦附近的倒睫严重，蒙古褶皱往往会加重倒睫而使手术效果消失。在这种情况下，必须同时进行内眦赘皮矫正手术。如果不这样做，倒睫将很快复发。

术前咨询指南

1) 这是解除症状的手术，因此要确切地确认倒睫的部位。

2) 因为目的是消除倒睫，对重睑线宽度的要求只作参考性的确认。

3) 下睑由于手术后会形成重睑线，因此手术后 1~2 个月内看起来会是一条不自然的线。

4) 患者并不一定能得到所希望的重睑线。较宽的重睑线会变得不自然。

5) 对于最内部或最外部的倒睫和睫毛乱生，如果不去除毛根，症状就无法消除。

案例 1　在其他医院接受了上下睑倒睫矫正术，术后复发案例

解说：患者为 20 岁女性，两年前在其他医院接受了上下睑倒睫矫正术，半年后复发（图 1），来医院希望对下睑倒睫进行矫正手术。

1. 手术方案

1) 手术必须以更可靠的方法进行。

2) 之前在其他医院接受的手术采用的是缝线向下牵拉的方法，复发的可能性大，所以不再采用。

图1

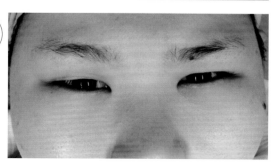

案例1　[20 岁女性] 术前
两年前在其他医院接受了上下睑倒睫矫正，半年后复发

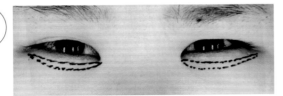

图2

皮肤切除设计线
在下睑缘设计2~3 mm的切除宽度

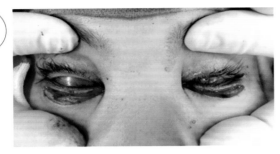

图3

切除皮肤和眼轮匝肌
切除皮肤后，切除一部分深层的眼轮匝肌。留存睑缘侧眼轮匝肌

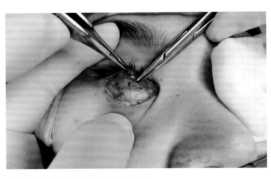

图4

睑缘侧皮瓣的皮下缝合①
切除部分眼轮匝肌后，确认睑板位置。确定3点（或4点）皮下缝合部位并做记号。开始皮下缝合

图5

睑缘侧皮瓣的皮下缝合②
在皮瓣侧进针后，在睑板上进针

2. 手术步骤

设计

1) 皮肤切除范围：从下睑缘下 2.5~3 mm 开始，设计切除宽度最大为 2~3 mm（根据年龄所致的皮肤松弛度不同，可加减宽度）。

2) 倒睫较重部分的切除宽度须相应增加。

麻醉

眼睑的麻醉药物注射并不是十分痛苦，但以外侧开始，缓慢推注比较好。

手术

步骤 1 睑缘的皮肤切除范围设计（图 2）。

步骤 2 皮肤切开。

步骤 3 眼轮匝肌的切开和部分切除：睑缘侧皮下必须留下一定程度的眼轮匝肌（图 3）。

步骤 4 确认睑板位置和深度：下睑睑板较薄、较短。边翻转眼睑，边确认。

步骤 5 矫正倒睫的缝合内固定：将皮下的眼轮匝肌和皮肤向下方牵引，固定缝合，能使倒睫得到可靠的矫正（图 4~12）。

步骤 6 皮肤缝合：用 7-0 PDS 线固定缝合皮肤 5~6 针（含皮下缝合）。余下用尼龙线或丝线缝合均可（图 11~14）。

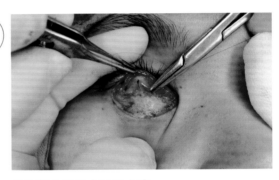

图6

睑缘侧皮瓣的皮下缝合③
皮下缝合线打结

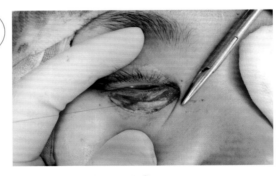

图7

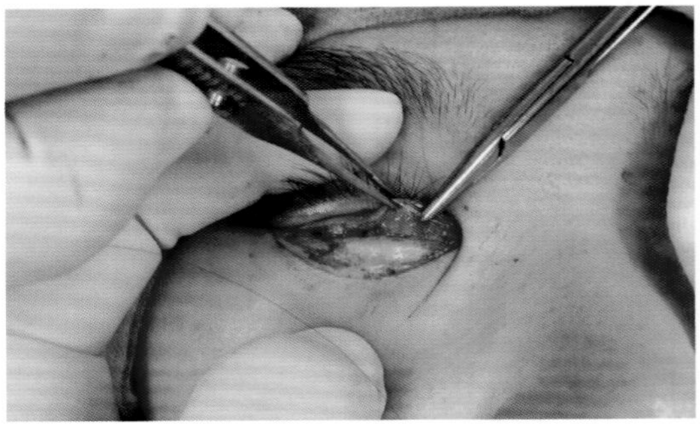

睑缘侧皮瓣的皮下缝合④
第2针缝合开始，在睑缘进针

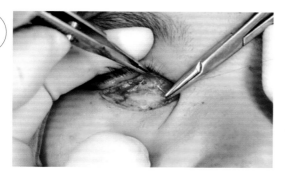

睑缘侧皮瓣的皮下缝合⑤

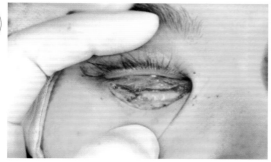

睑缘侧皮瓣的皮下缝合⑥
已缝合完2针

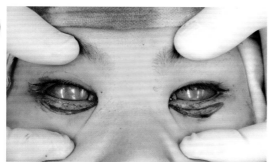

睑缘侧皮下缝合结束

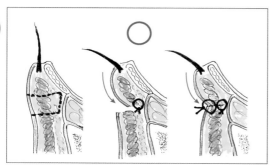

倒睫矫正的断面示意图
睑缘留存部分眼轮匝肌能使皮瓣向下方的牵引
力加强，有效矫正倒睫

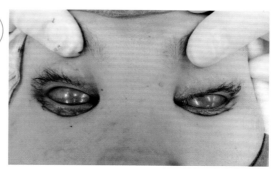

开始缝合皮肤
用7-0 PDS线固定缝合皮肤（含皮下固定缝合）

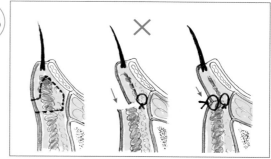

倒睫矫正不佳示意图
睑缘侧的眼轮匝肌过度切除，内固定缝合时，
睑缘皮肤向下方牵引力量不足，即睫毛方向没
有指向下方

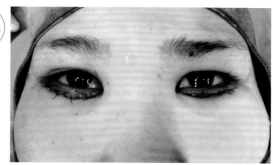

缝合皮肤结束
7-0 PDS线间距2.5~3 mm固定缝合

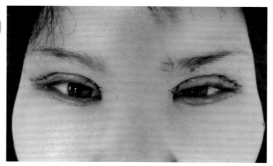

术后 2 周
也进行了上睑倒睫矫正术

3. 术后注意事项

1) 同切开式重睑术的术后注意事项（图 15~17）。

2) 手术后稍稍压迫固定，第 2 天开始可以解除包扎。

3) 建议老年人术后 24 h 内放入引流条比较安全。

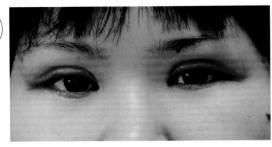

图 16

上睑倒睫矫正术后 1 周，下睑倒睫矫正术后 3 周

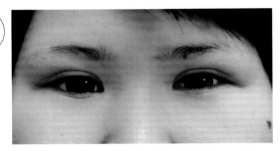

图 17

下睑倒睫矫正术后 3 个月

案例 2 上下睑倒睫矫正术和内眦赘皮矫正术同时实施的案例

解说： 患者双侧上、下睑倒睫伴蒙古褶皱明显，故同时实施内眦赘皮矫正术（图 1）。

1. 手术方案

1) 双侧同时进行手术。

2) 需要进行内眦赘皮矫正术。

3) 眼睑形态会发生变化，会变得漂亮。

4) 进行内眦赘皮矫正术是彻底矫正倒睫并防止复发的明智选择。

2. 手术步骤

设计

1) 皮肤切除线从下睑睫毛缘下 3 mm 下方开始，切除最宽部分为 2 mm（图 2）。

2) 内眦切开宽度 3 mm，采用内田法设计进行手术（图 3）。

3) 上睑皮肤切开线从睫毛上缘 4 mm 开始，与切开式重睑术的切除宽度设计相同，最宽部分设计为 3 mm。

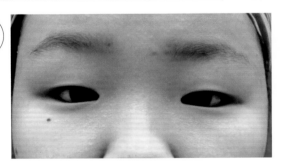

图 1

案例 2 ［18 岁女性］术前
患者双侧上、下睑倒睫合并蒙古褶皱明显，因单纯上、下睑倒睫矫正术不能完全矫正其在内眦近侧的内翻症状，所以加做内眦赘皮矫正术

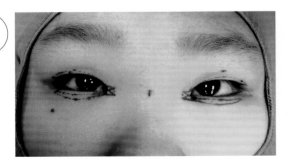

图 2

皮肤切开设计①
皮肤切除线从离下睑睫毛缘下 3 mm 开始，切除最宽部分为 2 mm

麻醉

眼睑的麻醉药注射一般从外侧开始，逐渐向内侧缓慢注射。

手术

步骤 1 皮肤切开：首先应用内田法实施内眦整形。从三角瓣的皮肤切开开始，延长至下睑后，再向上睑延长。

步骤 2 下睑眼轮匝肌的切开和部分眼轮匝肌切除：需要在睑缘侧皮下留存一定量的眼轮匝肌。

步骤 3 确认睑板位置和深度：注意下睑睑板既薄而且狭小。

步骤 4 矫正倒睫的内固定缝合：留存部分皮下眼轮匝肌能使皮瓣向下方的牵引力加强，可靠地矫正倒睫。

步骤 5 缝合皮肤：用 7-0 PDS 线带皮下组织固定缝合 5~6 针。

步骤 6 上睑的倒睫矫正术：切除皮肤和部分眼轮匝肌。

步骤 7 切除其他的部分软组织：即眶隔脂肪也做部分切除。

步骤 8 睫毛侧皮瓣的内固定缝合：原则上，7-0 尼龙线固定 3 针。

步骤 9 缝合皮肤：PDS 线带皮下组织固定缝合 4~5 针后，7-0 尼龙线连续缝合（图 4~6）。

---

3. 术后注意事项

1) 同切开式重睑术的术后注意事项（图 7~14）。
2) 术后稍作压迫固定。
3) 1 周后拆线（图 8）。

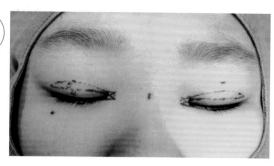

图 3

皮肤切除设计②
上、下睑皮肤切除设计线和内眦赘皮矫正术设计线（内田法）。内眦切开宽度 3 mm，上睑切除皮肤最宽为 3 mm

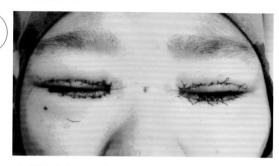

图 4

手术结束（闭眼状态）
手术方法同切开式重睑术，内眦部位按内眦赘皮矫正术的方法进行

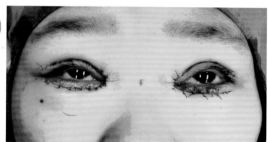

图 5

手术结束（睁眼状态）
对于上、下睑倒睫的治疗，由于内眦部的处理同时实施，会让倒睫的手术效果更好，达到有效改善

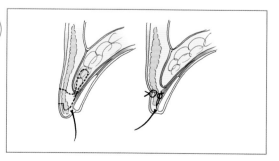

图 6

手术示意图
倒睫已得到矫正。切除皮肤后，做睑缘软组织与睑板的固定缝合，睫毛所对方向能够得到矫正

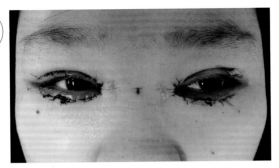

图 7

术后第 1 天的状态
轻度肿胀，不用担心血肿形成

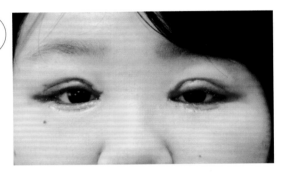

图 8

术后 1 周的状态
术后1周，拆线结束即刻

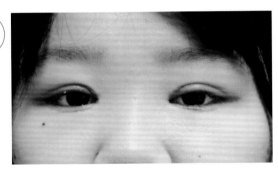

图 9

术后 1 个半月睁眼状态
下睑术后凹陷程度变轻

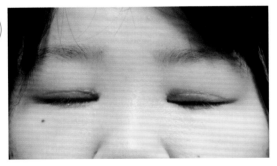

图 10

术后 1 个半月闭眼状态
瘢痕局部仍有发红，肿胀基本消退

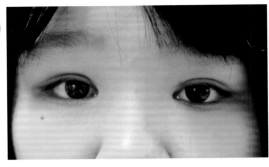

图 11

术后 3 个月睁眼状态
眼睛外形状态基本恢复正常，倒睫已矫正

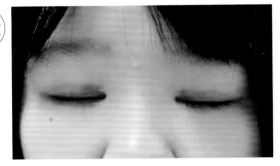

图 12

术后 3 个月闭眼状态
化淡妆后，瘢痕不明显

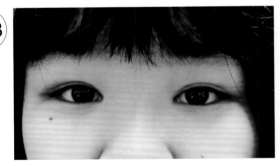

图 13

术后 5 个月睁眼状态
倒睫已矫正。内眦赘皮矫正术有效，睁眼时眼睑状态自然

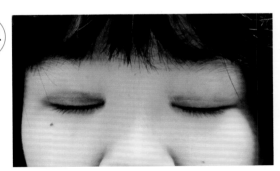

图 14

术后 5 个月闭眼状态
瘢痕已不明显

该手术方法的要点和小结

1) 确实地消除倒睫症状。

2) 术后形成从美容角度看满意的重睑线。

3) 如果是下睑，在 2 个月内留下像重睑线样的凹陷是不可避免的。

术后潜在风险、并发症及对策

常见

肿胀

如果不是血肿，就没有问题。

偶见

1. 血肿

术后 2~3 日出现，须尽快去除。

2. 不自然的重睑线

多发生在不得已的情况下，只能等待一段时间让其自然消失。

罕见

睫毛外翻

在消除倒睫时矫正过度会引起。如果等待有可能恢复的话，就等待一段时间。医患之间的信任关系决定一切。

补充说明

补充说明 1

关于下睑经结膜眶隔脂肪切除术

对下睑眶隔脂肪凸起的状态，经结膜切除眶隔脂肪的方法很受患者欢迎。但是，做了这个手术后，如果下睑凹陷变得明显，只能通过脂肪注射进行修复，所以从很远的地方来到笔者医院的患者不在少数。看了这些患者的术前照片，皮肤几乎无松弛，基本都是"如果是我，一定建议行脂肪注射"的案例。

平时对下睑毫不在意的人非常多。该部位会在不知不觉中使面部悄然老化。这不是前文讲述的眶隔脂肪凸起，而是下睑下方凹陷。当你注意到出现细小皱纹的时候，其实整体已经呈"下跌"状态。对此还是脂肪注射最为合适。

下睑除皱术后追加脂肪注射的案例也很多。对仅切除眶隔脂肪就可消除皮肤松弛的案例，笔者认为仅通过脂肪注射也同样能够获得良好的效果。这就是笔者现在不做下睑经结膜除皱术的理由。

当然该方法也有正好匹配的案例。有一位患者接受下睑除皱术切除了眶隔脂肪，也缝缩了眼轮匝肌和眼眶隔膜，却在 1 年后眶隔脂肪再次凸起，从这个案例来看，手术去除脂肪也只能起到暂时性的作用。

术者不要沉溺于技术当中。对笔者来说，经结膜眶隔脂肪切除术就是一个"技"。我们应该引以为戒，要注意"虽然能做，但并不一定是做了就能有好的结果"。

第三部分
不良结果的修复手术

在北里大学美容外科成立（1978年）的初期阶段，笔者有幸在门诊见到了很多美容手术出现不良结果的案例，获得了不少修复手术的机会。这并不是只要具有整形外科基础就能完全应对的，有时需要掌握更多的技术。所以，美容外科医生需要具备高超的技术。

修复手术有几个公式。能够掌握并自如运用这些公式来解决难题会让你觉得是一件很有意义的事情（但如果是自己引起的麻烦，就会变成很大的压力，和做有意义的事情有着完全不同的含义）。这些公式大多数就是整形外科手术的基本技巧。

任何不良案例都不是手术最初想要的结果，一定是在某个环节出现了"业务上的疏忽"。这肯定与术者还不成熟有很大关系。术者应该抱着最大的诚意来解决问题。眼睑手术在美容外科里是最复杂的手术之一，有很多的"陷阱"，但是只要遵守原则就不会掉进去。

第三部分是关于修复手术的内容。以医生和患者都不会难受（患者的难受是愤怒的，医生的难受是痛苦的）为基本原则进行解说。

1 三重睑恢复到重睑的手术

引言

1) 在做切开式重睑术或上睑手术时，因为想得到确切的重睑而过多地切除了内部组织，其结果是引起了三重睑。这是谁都有可能遇到的不良结果（unfavorable result）。变成三重睑的原因大致可归纳为以下三点：

① 过度切除了以眶隔脂肪为中心的软组织

② 过度切除了眉毛一侧的眼轮匝肌

③ 皮肤留存过多

2) 做切开式重睑术时，不切除皮肤，只是单纯地切开并少量切除软组织就不会出现这种情况。但是如果切除皮肤，同时进行去皱手术时，就有可能会发生这种情况。

　由于手术后未嘱咐患者多睁眼，只是提醒其冷敷切口等，手术后 2~3 天检查时常会出现重睑线看上去很像三重睑的情况。指导患者从术后第 3 天起尽量多睁眼，暂时性的三重睑就

会消失。暂时性三重睑一般在拆线后 1 周内就会恢复。

　如果手术后 3 周还没有恢复，就必须作为不良结果来对待了。

3) 应该尽快认识到问题并进行修复手术。方法有以下几种：

A. 脂肪移植术

B. 脂肪注射术

C. 通过眼睑除皱术去除多余的皮肤

　如果原因为①和②，可选择方法 A 或 B，但根据情况，方法 A 有可能会更确切一些。如果术中术者自己知道是过多切除了软组织，术中追加软组织容量就能修复。作为早期应对的简单方法，方法 B 也许是更明智的选择。③出现的情况很少，在这种情况下，建议选择方法 C 来修复。

■ 术前咨询指南

术前咨询决定手术方案，手术前再次确认。

1）术前视诊要点

◎ 三重睑的眼睑凹陷程度

○ 眼睑皮肤松弛程度

◎ 确定导致问题的原因

2）术前问诊要点

◎ 在意程度，不满或烦恼的程度

○ 希望术后呈现的外观形态（重睑的宽度和眼睑的饱满度）

○ 希望的睑裂大小（普通大小、偏大）

3）术前检查

　根据情况进行视力检查和血液检查

4）知情同意

　详细说明手术后潜在风险和并发症（见下文）。如果是修复手术，一定要分析和说明为什么会造成这样，给出"这样做能够修复"的结论

案例 1　切开式重睑术后形成三重睑的案例①

解说：患者 2 个月前在某医院做了切开式重睑术，随着肿胀消退，呈现三重睑状态。患者和医生商量后被告知"只需要等待，会恢复"。患者非常不安，遂来本院就诊（图 1）。

1. 手术方案

1) 等待能恢复吗？此案例已术后 2 个月，可以看出切除过量眉毛侧的软组织是造成三重睑的主要原因。

★ 特别是右眼在早期阶段就呈眼睑凹陷（sunken eye）状态，如果让这种状态持续下去，也许会形成眼睑凹陷性重睑外加幅宽重睑。选择早期增加软组织的容量较为明智。

2) 采用脂肪移植增加眼睑容量，使三重睑恢复到普通的重睑。

★ 该例患者有必要采用脂肪移植来确切地治疗。因为这是术后短期来院诊治，如果是术后一年多来院而又不希望手术，笔者肯定会选择脂肪注射术。

3) 供侧像通常一样选取左腕内侧部。

4) 目前的重睑宽 7 mm，稍有些宽，可同时缩短 2 mm，患者也希望如此。

2. 手术步骤

设计

　　为确定皮肤切开线的位置，测量与右侧重睑线的水平对称位置并画线。标记皮下（本例为眼轮匝肌）剥离范围（图 2）。

　　为预防瘢痕疙瘩，手腕内侧部供侧的切皮方向取垂直方向。

麻醉

　　先麻醉供侧，随后麻醉眼睑。

　　使用含有血管收缩剂的麻醉药，注射后至少等待 3 min。

★ 该脂肪移植手术对上睑整体实施麻醉，先从眉毛下部开始注射，然后浸润注射整个眼睑。

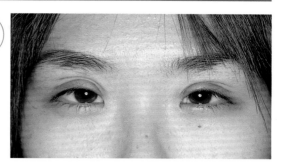

案例 1　[26 岁女性] 术前
2 个月前在某医院做了切开式重睑术，等待三重睑好转但无结果，遂来院求诊。显然是软组织切除过多产生了多余的收缩，故而呈现三重睑的状态

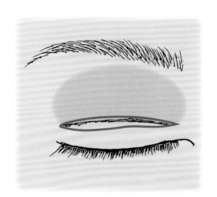

显示手术切除皮肤范围和为进行脂肪移植的肌层下剥离范围。红线是皮肤切除线，蓝色部分是肌层下剥离范围

手术

步骤 1　**从供侧部位切取脂肪，缝合伤口**：原则上不切除皮肤，皮下脂肪从皮肤浅层切取。切取比眼睑移植范围多 1.5 倍的脂肪。切取后的脂肪用含抗生素的生理盐水纱布包住。

步骤 2　**切开皮肤及切除皮肤**：只切除皮肤，不切除软组织。

步骤 3　**切开肌层，去除垂直方向的挛缩**：为去除垂直方向的挛缩，用皮钩把睑缘向下拉，然后用手术刀对缝合部位的瘢痕组织进行多处切割（参照第三部分第 2 章，案例 2，图 7d ~ f）。

★ 处理三重睑时，仔细去除垂直方向的挛缩是非常必要的。如果处理不到位，还是可能留下三重睑。

步骤 4 剥离眼轮匝肌下层：在事先标记范围，一只手用皮钩垂直于皮肤把眼轮匝肌下端向上拉起，用剪刀剥离眼轮匝肌下层，即隔膜前结缔组织层。

★ 如果正确地剥离此层后，钝性剥离会容易得多。

剥离预定范围，确认了脂肪移植空间后，确切止血，放入纱布，准备移植脂肪（图3）。

步骤 5 移植脂肪：扩大预定区域以顺利让脂肪能够固定，包括左右两端，在 3 ~ 4 处固定（荷包缝合）（图 4 ）。

★ 为了不让固定缝合线陷得太深而影响睁眼，每缝合一次都让患者睁大眼睛确认（图5）。

步骤 6 缝合皮肤：缝合皮肤时至少对移植脂肪固定缝合 3 针。

★ 脂肪在三重睑的重睑线之间成活，使得三重睑不会出现。

缝合皮肤，结束整个手术。

---

3. 术后注意事项

1）术后注意事项中的要点

　　①术后当日，为防止术后出血，俯卧、交谈、说笑等都要严加控制，保持安静状态。②眶周持续冷敷。上述两点甚为关键。大笑有可能引起面部血运增加，导致血管扩张，容易引起已止血部位的血管再次出血。术后血肿往往是由于该原因引起的动脉性出血所致。

★ 特别是在行脂肪移植后，即使不至于形成血肿，但也有可能影响到移植脂肪的成活。

2）术后处理

　　原则上，术后第 2 天换药，第 5 或第 6 天拆线（图 6 ）。

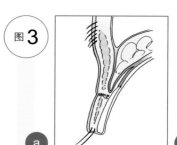
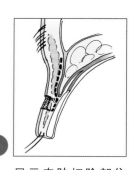

图3

a 术前状态示意图
由于过多切除包含眶隔脂肪在内的软组织引起的眼睑凹陷（sunken eye）状态

b 显示皮肤切除部位和剥离层次
★ 尽量不去掉多余的组织

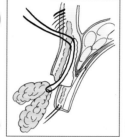
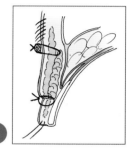

图4

c 用6–0尼龙线把移植脂肪引入肌层下剥离空间的状态

d 移植脂肪缝合结束的状态

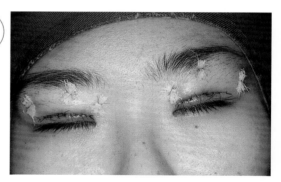

图5

手术结束时的状态
通常闭眼能够到这个程度就可以判断为能完全闭眼

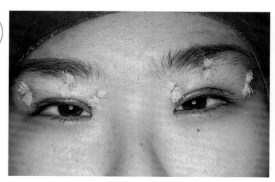

图5

脂肪移植结束时可以完全睁眼的状态

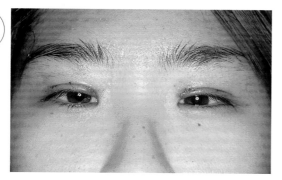

术后第 6 天，拆线后状态

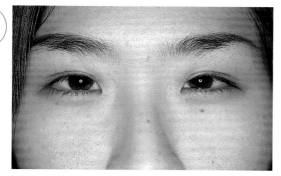

术后 2 个半月的状态，三重睑的情况消失

术后第 7 天可以化妆。

3) 观察术后恢复情况

在手术后即刻、拆线后和术后 3 周观察判定手术结果。

4. 术后结果

术后 2 个月，患者对结果很满意，希望变得更加漂亮，所以又做了内眦赘皮矫正手术。这一次不处理重睑线，仅实施内眦赘皮矫正术。

通过内眦赘皮矫正术，患者眼睑更加清晰，比原来更漂亮。术前患者给人稍有睡不醒之感，术后眼神明亮，给人留下的印象更为强烈（图 7~10 ）。

★ 笔者并不主动推荐患者做内眦赘皮矫正术，但是如果患者本人希望做手术并且确认有适应证的话，笔者也不反对。

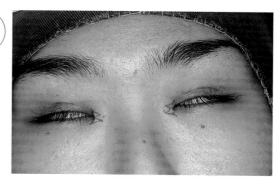

内眦赘皮矫正术，显示内田法设计
该患者对之前的移植手术非常满意，并且之前就决定"如果重睑手术成功，就考虑接受内眦赘皮矫正术"，所以这次希望实施内眦赘皮矫正术。
笔者作为美容外科医生知道进一步手术会变得更漂亮，当然高兴地满足了患者的愿望，但是笔者对不希望行内眦赘皮矫正术者绝不推荐其做手术

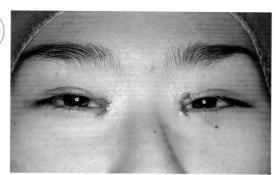

内田法内眦赘皮矫正术结束后睁眼状态

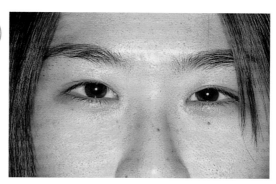

内眦赘皮矫正术后 5 个月的状态
内眦、内眦间隔宽度平衡良好

案例2 切开式重睑术后形成三重睑的案例②

解说：患者为 25 岁女性，之前用双眼皮胶外贴重睑，之后下决心接受切开式重睑手术。术后形成三重睑。患者等待 1 个月后完全没有改观，决定再次手术。这是笔者自己的一个案例（图 1）。

1. 手术方案

1）之前的手术没有进行内缝合，这次确切地进行了内缝合。

2）已知原因是软组织切除过多，这次采取补充方法。

3）该患者希望形成隐形重睑，再次手术时，采取让缝合线更靠近睑缘的办法。

2. 手术步骤

设计

将之前手术的缝合线收窄 2 mm 而更靠近睫毛，设计切除皮肤（图 2）。

麻醉

按常规局部麻醉。

手术

步骤 1 切除皮肤：最宽 2 mm，仅切除皮肤。

步骤 2 皮下软组织皮瓣化：提起包括睑缘的皮下组织，形成从缝合线开始向上方移动的形状，增加容量。这样做可不依赖移植而恢复（图 3）。

步骤 3 睑缘侧皮内缝合：为确定重睑线位置，消除三重睑，这个操作特别重要。

步骤 4 缝合皮肤：在 4 个点用 7-0 丝线固定缝合。其他用 7-0 尼龙线连续缝合（图 4 ~ 6）。

3. 术后注意事项

术后第 6 天拆线。肿胀消退很顺利。

4. 术后结果

术后消除了三重睑。睁眼时的重睑宽度比之前窄，患者对结果很满意（图 7）。

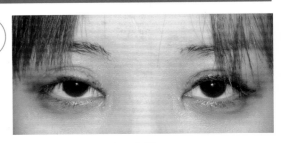

图 1

案例 2 ［25 岁女性］术前
切开式重睑术后 1 个月，右眼的三重睑状态毫无消失迹象。手术前的状态

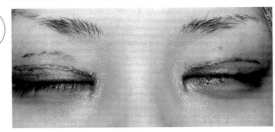

图 2

皮肤切除设计
准备切除 2 mm

图 3

手术断面示意图

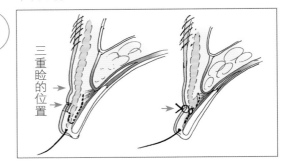

图 4

皮肤缝合结束时闭眼状态

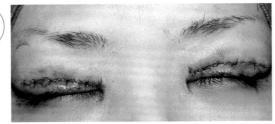

图 5

睁眼时的状态

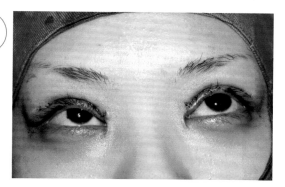

图6

最大睁眼时的状态

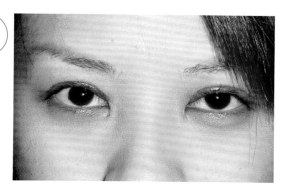

图7

术后1个月的状态
三重睑完全消除

该手术方法的要点和小结

1) 术后1个月时判断是否需要矫正三重睑。如果没有恢复的迹象，就应当机立断准备行矫正手术。术后1~2周的暂时性三重睑有可能会自然消失。

2) 可通过观察重睑线上方软组织的容量来进行判断。

3) 通过对重睑线上方的软组织进行补充，可以消除三重睑。但是如果未有意识地去除切口部位眉毛侧的挛缩（vertical contracture，垂直挛缩），消除三重睑的手术往往无法得到期待的结果。

4) 原则上，脂肪移植最好。但如果软组织较厚，要尽早在三重睑的收缩位置注射类固醇。如果效果欠佳，尝试注射脂肪。如果效果仍然欠佳，1个月后仍不能恢复，只能考虑行脂肪移植。

5) 移植脂肪的成活率大约为50%（也有很多人说成活率会下降很多）。

6) 在脂肪移植中，为了防止移植脂肪移位，在脂肪四周行内固定缝合。

术后潜在风险、并发症及对策

常见

1. 肿胀

所有案例手术后都会出现，不同患者之间有一定程度上的差异。仔细观察是否出现血肿。

2. 手术切口发红

大约需要半年时间消退，有瘢痕疙瘩体质的人可能需要更长的时间。

3. 皮肤的感觉迟钝

是由于从缝合线到睫毛的皮肤感觉神经在皮肤切除时被切断所致。因为是做修复手术，需要一些时间，但是大约3个月后将逐渐恢复正常。

偶见

1. 皮下瘀斑

是由于术后渗出（oozing）所致，比较多见。如果没有血肿（肿块）发生，会在2~3周内消失。

2. 三重睑未完全消失

原因可能为：①补充脂肪的容量不足，或者②没有充分松解垂直方向的粘连挛缩，所以未能得到充分的修复。

只能向患者详细解释原因后再次手术。仔细判断是上述哪一个原因，并采取相应的措施。

罕见

1. 血肿

术后如果局部出血，术后第 1 天会出现异常肿胀、皮下瘀斑，并伴有睁眼困难。如果发现这种状况，应立即在局麻下拆线，去除血肿，确定出血点并确保无活动性出血后，缝合伤口。不做好这一步，脂肪将会坏死。另外，如果血肿机化，有可能会遗留上睑下垂症状。

★ 这种情况通常不会发生，如果发生了，可能有下列原因：①存在出血倾向；②止血不充分；③手术后不注意，如过度说笑等；④姿势不良，如手术当天晚上长时间伏案读书学习等。

2. 医源性上睑下垂

在脂肪移植和脂肪注射时，如果容量过多，会影响睁眼。

在脂肪注射时，错误地在眶隔脂肪层里注入大量脂肪也存在危险。脂肪注射手术时要小心，不要注射入深层，在患者睁眼状态下将脂肪注射入眼轮匝肌层是一种安全的方法。

★ 在手术过程中，如果上睑提肌未被麻痹，让患者睁眼应该是能充分睁开的。只要能充分确认这一点就不用担心。缝合时，确认缝合线不妨碍睁眼也是必要的。

非常罕见

感染

一般眼睑手术不会有感染的情况发生。如果发生，基本上见于糖尿病患者、全身一般情况较差者，以及环境和手术过程不洁等引起。

补充说明

补充说明 1

明知不可，却还是做成了三重睑

三重睑作为切开法手术后的一种不良结果，可以说是将对患者的关怀变成了损伤的

典型并发症。为了使肿胀的眼睑变得焕然一新，这种想法越是强烈，就越会考虑过多切除一些结缔组织、眶隔脂肪等，以期获得更好的结果。但是，手术是在局部麻醉后肿胀的状态进行的，目睹肿胀的状态，就有可能会情不自禁地过多切除。尊敬的雄平贺医生（原就职于平贺整形外科，是一位已经做了不计其数的眼睑手术的老前辈。笔者也是为了能追赶上他而日夜努力着）曾经对笔者的切开式重睑术做过评价，他称之为"最激进的切开式重睑手术"（为了使重睑线难以消失，旨在获得可靠的手术方法），但笔者还是非常注意不过多切除组织。

札幌的新富芳尚医生（苏春堂整形外科）也经常提醒我们"不要切除上睑中央部眶隔脂肪"。随着时间推移，眶隔脂肪具有容量丢失的倾向，如果过量切除，几年后就有可能引起患者的抱怨并回来就诊："医生，我怎么变成三眼皮了？"美容外科医生和患者之间应该是长期交往的关系。当一部分问题解决好之后，离院时约定"以后其他方面有顾虑时再来"是最为理想的。另外，眼睑老化现象也会在不经意中迅速出现。笔者自己对年轻患者做切开式重睑手术与 30 年前相比，皮肤和软组织的切除量减少了。年轻气盛时激进的一面在逐渐消失，开始变得温和。以前认为"没有必要进行皮下固定"，最近也开始做皮下固定了。如果平贺医生看了笔者最近的手术，他一定会说："您也开始老了。"

补充说明 2

危险的三重睑是怎样出现的

出现三重睑的最终原因还是软组织切除过多，如果重睑线 2 mm 上方出现了收缩线就更麻烦。对于这种三重睑的发生机制，在本章中已经通过示意图展示了。作为一名具

有 30 年操作经验的医生，笔者想在这里再次用图示的形式来阐述一下（右图 a~d）。总之，靠近眉毛侧的软组织不足是三重睑形成的原因所在，但也不要误入局部麻醉的"陷阱"（即被麻醉药产生的体积增加状态误导而切除过多。初学者特别容易出这种情况，要格外注意）。有的患者会因为在拆线时出现这种倾向而感到不安，但拆线后能正常睁开眼睛，最近笔者经常遇到这种病例。作为预防措施，笔者采取的方法是当切开皮肤向肌肉层深入时，留下肌肉层而不把手术刀切入肌层，越过肌层向下方推进，然后切入深层。眉毛侧和睑缘都是以这种方法切入。笔者在指导他人时都会告诫："整形从这里开始。"要点就是"记住刀的方向向下方（足部）方向切入"。笔者自己也是在这一步以这种方式边告诫自己边做手术。到了缝合阶段，如果判断是有多余的眼轮匝肌，才将其少量切除。这个时候如果仔细观察会发现，缝合前眼轮匝肌的宽度剩余和刚切开时眼轮匝肌的宽度完全不同，不像最初皮肤切除时的那样，眼轮匝肌几乎没有剩余。这是由于麻醉药引起的肿胀使眼轮匝肌被压向下方，但随着手术的进行，麻醉药减少，眼轮匝肌恢复到原来的状态，所以看上去没有多余。这就是麻醉药引起的肿胀而产生的"陷阱"。因此，如果切开后立即垂直切入，大多数会出现切除过度，这就是原因所在。笔者在这里反复强调这个问题，就是因为笔者自己曾有过痛苦的、冷汗直冒的经历。但是无论发生任何事情，自己都要为患者施行修复手术，以期最终能让患者满意而归。

眼轮匝肌上方切除过多引起三重睑的机制

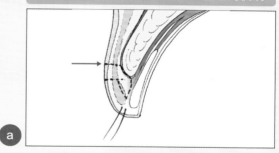

a

从皮肤上把手术刀向垂直方向切入的时候，如果在麻醉肿胀状态下切入，其结果相当于等肿胀消退后从上方切入

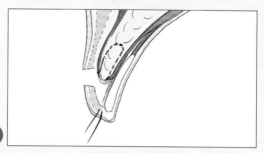

b

采用相同的操作切除眶隔脂肪

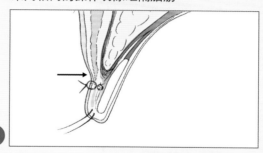

c

缝合皮肤后，眉毛侧的皮下眼轮匝肌被拉回向上，出现缝合部的正下方几乎没有眼轮匝肌的情况

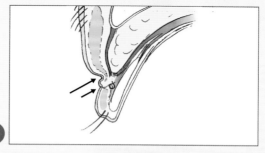

d

睁眼时，主要是提肌腱膜向上拉动，如果是这样的话，相比缝合线部位，在这个上方最容易拉的部分向上拉，结果就产生了三重睑

★ 如果是轻微的暂时性的三重睑，3周后就会恢复到预定的重睑线。但是，如果随着肿胀的消退而三重睑变得清晰的话，除了只能进行皮下脂肪移植补充软组织外，别无选择

2 宽度过宽的重睑修复手术

上睑

引言

切开法重睑术和埋线法相比，在难度上有本质的差别。但是只要把握好原则，就不会出现非常糟糕的结果。尽管如此，如果不把眼睑作为动态组织来考虑，就可能会碰到让你意想不到的结果。笔者在这里列出修复手术的几大原则。

1）**重睑太宽的原因有以下三个**：①睑缘至重睑线的距离设计太宽；②切除的皮肤过宽；③皮下软组织切除过多。所以只要找到原因，就能想出相应的对策。但是，在许多情况下，三个原因经常交织在一起。

2）**如果设计宽度太宽**，可以在应该使其变窄的位置上再次切开，然后切除从原切口至修复切口的皮肤。但是手术并不能一次完成。如果眉毛侧的皮肤和软组织有多余的部分，那只要把多余的皮肤切除即可。但是如果没有足够多余的皮肤，则可能需要做两次或三次手术，并且需要相隔几个月或更长时间。

3）**如果是皮肤切除过多**，那只能等到皮肤伸展到一定程度才能再做一次。

4）**如果是软组织切除过多**，可通过脂肪移植来修复。

5）在重睑线水平，**如果是上睑提肌腱膜将重睑宽度拉得过宽的情况**，那就有必要考虑削弱提肌腱膜的功能。在这种情况下，可进行固定缝合使睑缘皮肤难以伸展。

6）**这种修复手术很少一次就能完成**。要做好长期计划。这个时候应该善意回应并努力改善，以保持与患者良好的信任关系。

术前咨询指南

1) 术前视诊要点
◎ 需要修复的重睑状态，分析其原因
○ 眼睑皮肤多余程度
◎ 睑缘至重睑线的宽度
◎ 有无上睑下垂的症状

2) 术前问诊要点
◎ 在意程度，不满或烦恼的程度

3) 术前检查
○ 根据情况进行视力检查和血液检查

4) 知情同意
◎ 从理论上分析和说明是什么原因导致现在的问题。如果能做到这一点，"修复之门"就打开了

◎ 是否能一次修复？如果不能，需要几次，需要等待多长时间
　　请参阅正文中的"术后潜在风险、并发症及对策"

案例 1　接受激进的上下睑除皱术案例

解说：患者在其他医院做了上、下睑除皱术，术后 10 个月由他人介绍来院做修复手术（图 1）。准备施行修复手术时，让患者去之前的手术医生那里取回术后照片。当看到照片时（非常感谢这位医生的善意），笔者很惊讶。考虑到初学者均有可能犯下这一错误，现在拿出来说明一下，希望能防止此种情况再次出现（图 2~4）。

☞ 补充说明 1~3

1. 手术方案

1) ①修复重睑宽度；②补充软组织；③等待皮肤有伸展余地之后再进行手术治疗。

2) 左侧眼睑的情况更糟糕（因患者在最初的手术中希望做成较宽的眼睑），至少要尽力让左侧接近右侧。

3) 进行脂肪移植可能是必要的（图 5）。

4) 与重睑线（前一次手术缝合线）上部的皮肤相比，睑缘的皮肤被最大限度地伸展，所以需要松解，让其回复到更自然的皮肤状态。

2. 手术步骤

麻醉

采用 0.5% 利多卡因麻醉，注射后至少等待 3 min。

★ 为了不麻痹上睑的运动神经，使用低浓度（如 0.5% 利多卡因 + 肾上腺素）麻醉药。

手术

第 1 部分　第 1 次手术（左眼睑脂肪移植等）

步骤 1　切开皮肤：因为整个眼睑没有多余的皮肤，故不做切除，只切开皮肤，解除睑缘的皮肤张力（但是根据患者的意愿，切除了少许外眦部分皮肤）（图 6）。

步骤 2　准备脂肪移植：剥离眼轮匝肌下层，准备移植腔隙。

步骤 3　切取皮下脂肪：从上臂内侧切取皮下脂肪。

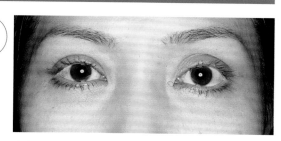

图 1
案例 1　[35 岁女性] 术前
上、下睑除皱术后10个月，但上睑重睑过宽，考虑是脂肪切取过多所致，特别是左侧明显变形，自诉不戴墨镜无法出门

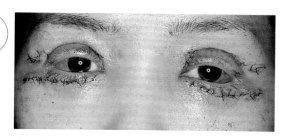

图 2
术后第 5 或第 6 天的照片。手术医生恐怕没有想到会变成这样糟糕的状况。
但是，现实中确实会发生这种情况。手术医生可能按常规设计做了手术并按通常的切开法完成了手术。但手术后4~5天，由于上睑提肌腱膜过度向上牵拉，重睑线比想象得高出许多

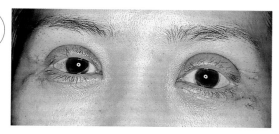

图 3
拆线 1 周后，也是手术后 2 周左右的状态。面部状态仍然不理想

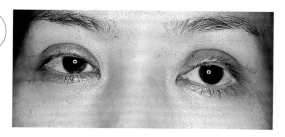

图 4
手术后两个半月的状态
如果是正常的手术，应该能恢复到完全自然的眼睑状态，但该患者也仅仅稳定到这个程度。7个月后，患者到本院求诊

步骤 4 移植脂肪：缝合移植脂肪。

★ 本例的脂肪移植腔隙范围过窄。考虑再次行脂肪移植。笔者本人在 33 年前专业技术尚不熟练时也遇到过类似案例。作为移植脂肪量不足的失败案例供读者参考（图 6~9 ）。

[第 2 部分] **第 2 次手术**

步骤 1 第 2 次脂肪移植：3 个月后，这次在更广的范围（整个上睑）行脂肪移植（图 10 ）。从上臂内侧切取脂肪（图 11 ）。

步骤 2 脂肪移植：在眼轮匝肌下层大范围剥离移植腔隙，并缝合脂肪。固定缝合 3~4 针（荷包缝合）（图 12 ）。

步骤 3 缝合皮肤：到此结束手术。

3. 术后注意事项

1) 术后注意事项中的要点

　①术后 2 日安静休息；②眶周冷敷。

2) 术后处理

　原则上，术后第 2 天消毒换药，第 5 或第 6 天拆线。

3) 术后拍照

　注意拍摄术后不同时期的照片（图 13~15 ）。

4. 术后结果

　手术取得了满意的结果，得到了患者的认可。

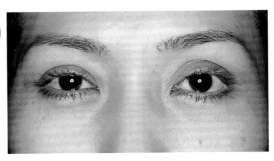

图 5

初诊时状态。左侧凹陷明显，原因为缺少大量的软组织。
由于没有多余的皮肤，所以判断将脂肪移植到上睑要比修复重睑宽度能收到更好的效果

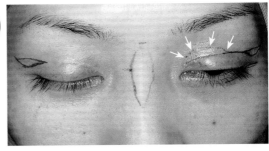

图 6

首先说明这是笔者 33 年前的一个案例。根据患者的要求，切除两侧外眦多余皮肤，将脂肪移植到左上眼睑内侧中央（箭头周围的区域）

★ 如果是现在，移植脂肪的范围会更大一些，但笔者当时做这个手术时，既没有多余的皮肤，也缺乏足够的勇气

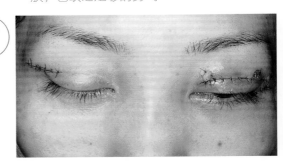

图 7

手术结束时的状态（同时做了隆鼻术）
在脂肪移植的两端做了固定缝合（荷包缝合）

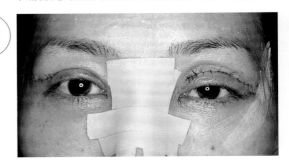

图 8

术后第 3 天的状态
很遗憾，左侧眼睑移植脂肪的面积和容量似乎不足（作为移植量不足的例子供读者参考）

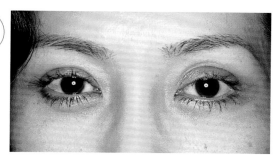

图9

术后第 2 个月的状态
左上睑未完成手术

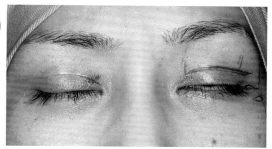

图10

术后 3 个月。左上睑即将开始行脂肪移植。同
时，按右侧重睑线缩小 2 mm 的方案，还将切除
2 mm 缝合线瘢痕处皮肤

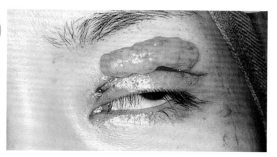

图11

手术中切取移植脂肪并平铺在上睑的状态
之后，从皮肤切口部位剥离眼轮匝肌下层，形
成移植空间

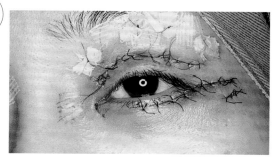

图12

在 4 个部位固定移植脂肪，让其在整个目标区
域成活。此外，如图所示，切除缝缩下睑瘢痕，
使其移到睫毛下方 2 mm 的理想位置而不引人
注意

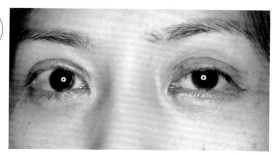

图13

术后第 8 天，肿胀正在逐渐消退

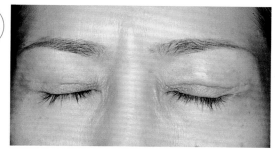

图14

术后 3 个半月闭眼时状态
经过两次手术，重睑线的位置逐渐向下移动，
异常的重睑宽度有所改善

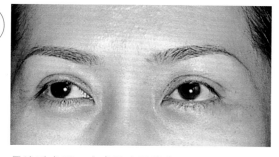

图15

最终手术后 3 个半月睁眼状态
从在其他医院手术到来我院初诊花了10个月的
时间，但和初诊时相比已经恢复到了患者可以
接受的状态。至此大约是 7 个月的时间

案例 2　大范围眶隔脂肪切取过多的案例

解说：患者 8 年前接受了切开式重睑术，但仍留有肿胀的感觉，2 年后又接受了眶隔脂肪切除术。患者自己感到重睑太宽，但一直没有采取任何措施。

最近患者常被人问到"累了吗""困了吗"才意识到这是眼睑的问题，不得不进行修复手术（图 1，2）。

1. 手术方案

1)　缩小眼睑宽度。勉强一次做完可能形成三重睑，所以分 2~3 次手术，每次切除距离切开法的重睑线大约 3 mm 的睑缘侧皮肤。

2)　尽量松解垂直挛缩。

3)　为消除由手术瘢痕造成的上睑下垂，使睁眼轻松，将上睑提肌腱膜固定于睑板上（相当于上睑下垂矫正术）。

2. 手术步骤

设计

重睑线（缝合线）离睫毛上缘 9 mm，用尺规确认可安全切除宽度，确定最大切除范围为 3 mm，留下 6 mm（图 3，4）（☞ 第 9 页，切开式重睑术的设计）。

6 mm 并不太宽，是适当的重睑宽度。

麻醉

与案例 1 相同。

手术

第 1 部分 第 1 次手术

步骤 1 沿设计线切开并只切除多余皮肤

★　因软组织不足，尽量多留下组织（图 5，6，7c，7d）。

步骤 2 消除垂直挛缩：手术刀切断松解几处挛缩（图 7e，7f，8，9）。

★　通过观察睁眼时眉毛侧切口是否被牵拉来判断是否成功解除挛缩（必须认真地确认！）（图 9）。

★　如果上述操作不当，仅切除皮肤无任何意义。

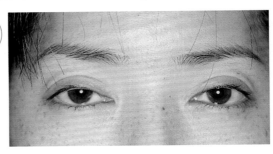

图 1

案例 2 ［31 岁女性］术前
患者8年前接受了切开式重睑术。当时觉得重睑较宽，但一直放任之。最近常被人说是"昏昏欲睡的眼神"或被问到"累了吗"才意识到必须进行修复

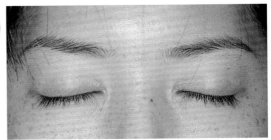

图 2

术前闭眼状态
从重睑线到睫毛上缘有9 mm的宽度

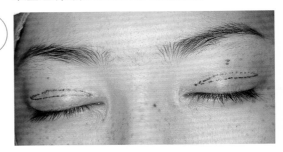

图 3

手术的目的是缩小重睑宽度，并使睑裂开大。有形成三重睑的可能性，可考虑行脂肪移植
根据判断，可切除3 mm宽度

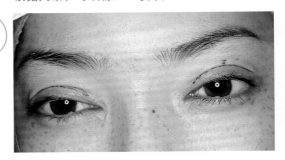

图 4

术前睁眼状态

★　皮肤切开线正好和重睑线重叠，并与睑缘切开线一致。当然也用尺规确认了安全范围，判断是可安全切除的宽度

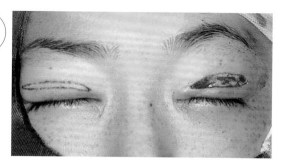

切除皮肤，消除垂直挛缩
（参考图7示意图）

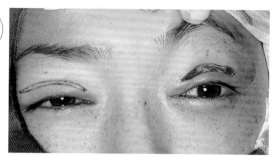

让患者睁眼，查看眉毛侧的皮肤切缘凹度
皮肤切缘被牵拉

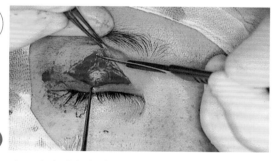

为了消除垂直挛缩，手术刀轻轻切入挛缩瘢痕。因为这个操作非常重要，所用采用模式图加以详细说明

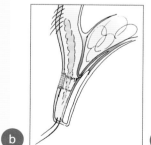

红线显示皮肤切口和切除范围设计线：皮肤切除量和皮肤切口

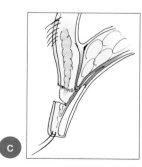

显示切除皮肤后到达睑板深度的状态

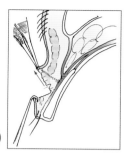

如图7a所示，此时开始消除挛缩的操作。用15号手术刀一点点切入，用手边感受挛缩的消除，边加以伸展

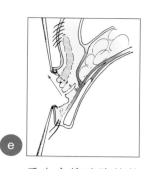

垂直挛缩消除的状态
如图9所示，让患者睁眼，皮肤切缘几乎没有被牵拉

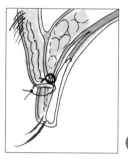

皮肤缝合结束时的状态示意图

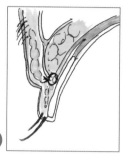

显示睁眼时，未回复到原来的重睑水平

如果不消除垂直挛缩，重睑线就会出现在切口线以外的部位

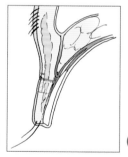

手术仅缩小重睑宽度时的外观情况

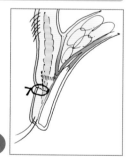

缝合完毕状态。仅仅是缝缩，忽略了深部挛缩

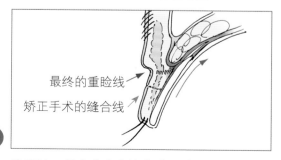

最终的重睑线
矫正手术的缝合线

睁眼时，原瘢痕会牵拉皮肤，肿胀消退后，又回到术前的重睑线宽度

步骤 3 内固定缝合和皮肤缝合

★ 为了能得到更清晰的重睑线，将提肌腱膜固定缝合在睑板上（图 7f，7g）。

手术结果：

由于软组织不足，仍有局部凹陷，但是实现了缩小重睑宽度的主要目标。此外，未出现三重睑，意味着充分消除了垂直挛缩（图 12）。

术后 4 个月进行第 2 次手术（图 13，14）。

第 2 部分 **第 2 次手术 通过脂肪注射矫正眼睑凹陷**

改善眼睑凹陷时，判断这种程度的凹陷用脂肪注射可以改善。

★ 由于患者希望早日能工作，而且判断脂肪注射足以改善凹陷，所以不需要做脂肪移植。

步骤 1 采集脂肪： 从腹部采集脂肪。稍稍洗净后取出小颗粒脂肪（图 15）。

步骤 2 注射脂肪： 用 1 ml 注射器和 18 G 针精细注射（图 16，17）。

★ 注射时让患者睁眼很重要。

⚠ 不要注射到眶隔脂肪层中。

确认能充分睁开眼睑后，结束手术。

☞ 补充说明 5

3. 术后注意事项

保持安静，眶周冷敷。

大约在术后两个月内稳定下来（图 18）。

4. 术后结果

脂肪注射 1 年后，未出现眼睑凹陷，患者有时会来院注射透明质酸。

因脂肪注射在生活中并不会带来很大的负担，患者知道眼睑凹陷时可再来注射脂肪，所以"感觉很放心"。

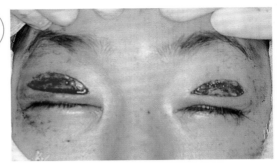

图 8

眼睑两侧皮肤切除后，消除了垂直挛缩状态

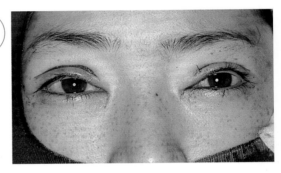

图 9

睁眼时状态
睑缘皮肤切缘几乎没有被牵拉

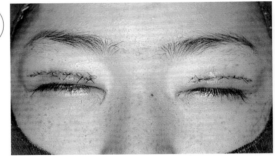

图 10

皮肤缝合完毕
重睑宽度缩小了 6 mm，不再不自然

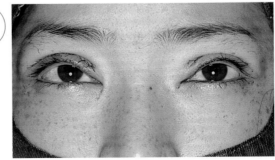

图 11

手术结束时睁眼状态

★ 此时虽然由于麻醉导致肿胀，但看似状态良好

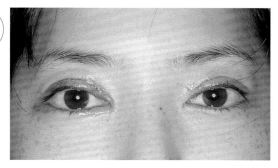

图 **12**

术后第 1 周，拆线完毕

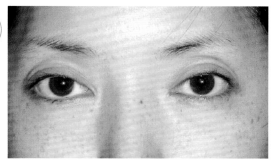

图 **13**

术后第 4 个月，没有成为三重睑，但眼睑呈现凹陷状态
脂肪移植是修复该状态最确切的方法，但根据判断，脂肪注射也能达到较好的效果，并且患者在术后也比较轻松，故这一次决定做脂肪注射

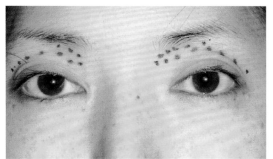

图 **14**

术前。标记凹陷严重的区域

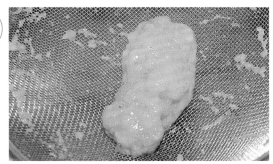

图 **15**

用 20 ml 一次性注射器和 18 G 静脉留置针从腹部抽取脂肪，放在过滤器上，用纱布从下方吸去水分后，将其放入 1 ml 一次性注射器中，用 19 G 针注射

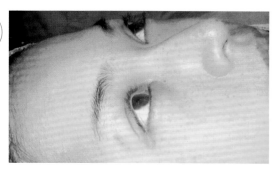

图 **16**

上睑各注射 1.5 ml

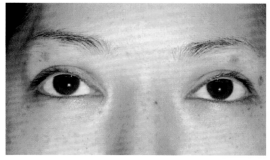

图 **17**

脂肪注射结束时，充分睁眼，以确认有无睁眼困难

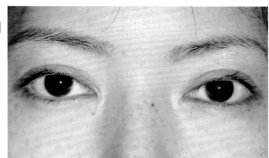

图 **18**

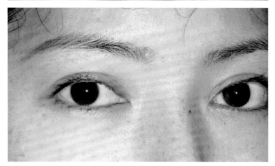

脂肪注射术 3 个月后
这个时期稳定的脂肪可看做是完全成活的脂肪
★ 笔者认为大约2个月后可完全区分成活脂肪和溶解吸收的脂肪
向患者说明如果仍对眼睑凹陷不满意，只要追加脂肪注射就很容易修复。经过本次手术的修复，患者能安心地生活而感到很愉快

案例3 重睑过宽伴眼睑凹陷案例

解说：患者5年前接受了上睑除皱术，但皮肤和软组织被切取过多。之后不戴墨镜不能外出，一直情绪低落。患者带着二十多岁时做模特的照片来院，希望消除目前的上睑凹陷，尽可能恢复到以前的状态（图1）。

1. 手术方案

1) **现状分析**：①重睑过宽；②软组织不足；③现仍处于闭眼困难的状态，皮肤组织不足。需要通过手术修复。

2) **修复手术**：①希望尽可能利用多余的皮肤，缩小重睑宽度；②同时注射脂肪来消除凹陷。

3) 实际本例的眼睑皮肤几乎没有多余部分，只能采取分次脂肪移植的方法。

2. 手术步骤

设计

由于眼睑皮肤不足，手术不能一次完成到位，从目前的情况判断可切除4 mm的宽度（图2）。

麻醉

使用0.5%利多卡因+肾上腺素行局部麻醉。

★ 在最初判断需要进行数次手术的情况下，第一印象非常重要。尤其是第一次手术，不能给患者造成太多的痛苦。可使用镇痛剂和静脉注射镇静剂等，尽量减少麻醉和手术给患者带来的疼痛感。

手术

第1部分 **第1次手术**（图2~5）

缩小重睑宽度。

步骤1 切开且只切除皮肤（图2）

步骤2 消除垂直挛缩：并不只是单纯切除皮肤，消除挛缩非常重要。

步骤3 缝合皮肤

第2部分 **第2次手术**（第1次手术后10个月）（图6，7）

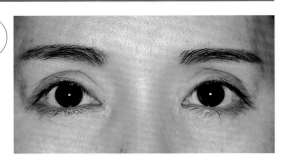

案例3 [43岁女性] 术前
5年前做了上睑除皱术，皮肤和软组织被切取过多。希望恢复眼睑宽度，重返青春

因为眼睑皮肤不足，不可能一次达到目标，但尽可能切除一定量的皮肤，缩小重睑宽度。
按设计最多切除睑缘处4 mm的皮肤，尽可能消除垂直挛缩
★ 切口设计线上方是术前重睑线

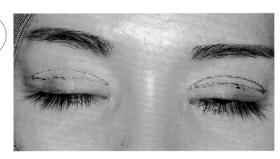

术后第2周的状态
患者对第一次手术恢复的满意度超过了笔者的预期

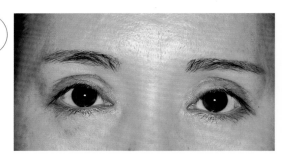

术后第2个月的状态
下睑瘢痕是之前下睑除皱术留下的

手术旨在缩小重睑宽度，恢复凹陷。

步骤 1 切开并切除皮肤

步骤 2 采集脂肪：从上臂内侧采集脂肪。

步骤 3 注射脂肪：右侧 0.7 ml，左侧 0.5 ml（图 6 ）。

步骤 4 缝合皮肤

第3部分 **第 3 次手术（第 2 次手术后 8 个月）**（图 8~13 ）

手术旨在缩小重睑宽度和恢复凹陷。

步骤 1 切除皮肤：为缩小重睑内侧宽度，设计切除 2 mm 的皮肤。

步骤 2 注射脂肪：从上臂内侧采集脂肪。

步骤 3 缝合皮肤

第4部分 **第 4 次手术（第 3 次手术后 4 个月）**（图 14 ~ 16 ）

手术目的是消除凹陷。

步骤 1 采集脂肪：从上臂内侧采集脂肪。

步骤 2 注射脂肪：右侧 0.3 ml，左侧 0.8 ml。

第 5 部分 第 5 次手术（第 4 手术后 3 个月）（图 17，18 ）。

手术目的是消除凹陷。

步骤 1 采集脂肪：从上臂内侧采集脂肪。

步骤 2 注射脂肪：应患者要求注射到上睑和下睑。

3. 术后注意事项

同案例 2 一样，术后安静休息和眶周冷敷非常重要。

随着手术次数增加，脂肪的存活率维持在大约 50%。

4. 术后结果

第 1 次手术 4 年后，恢复到了图 18 的状态。

患者希望靠内眦的重睑宽度再缩小一些，但由于皮肤不足，不能再次手术。之后患者每 2 个月来院在其他部位注射一次胶原蛋白消除皱纹，等待多余眼睑皮肤伸展。经过大约 10 年后，现在每 2~3 个月来院注射一次透明质酸（图 19 ）。

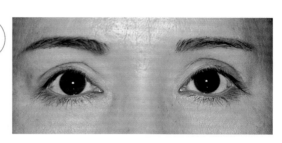

图5

术后 9 个月的状态
等待上睑皮肤伸展

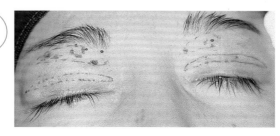

图6

上睑第 2 次手术
采取的方案是切除宽 3 mm 的皮肤，并在眉毛附近凹陷处注射脂肪，使局部凹陷隆起
脂肪注射量为右侧 0.7 ml，左侧 0.5 ml

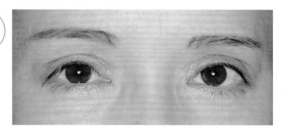

图7

第 2 次修复手术后第 2 周的状态
上睑凹陷明显减轻

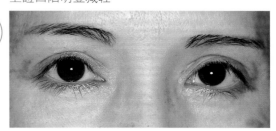

图8

第 2 次修复手术后第 8 个月的状态
第 3 次手术前

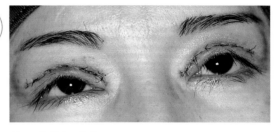

图9

第 3 次修复手术
切除 2 mm 皮肤，同时行脂肪注射。单侧注射脂肪量均为 0.7 ml

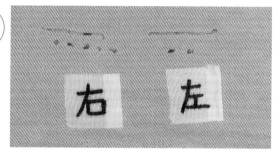

图 10

切除的皮肤和睑缘侧皮下软组织

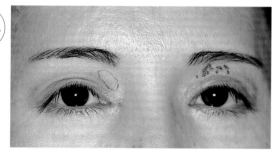

图 14

在第 3 次修复手术后 3 个半月时，追加了脂肪注射。右侧是 0.3 ml，左侧是 0.8 ml（第 4 次修复手术）

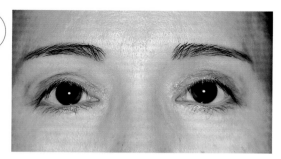

图 11

第 3 次修复手术后第 3 周的状态

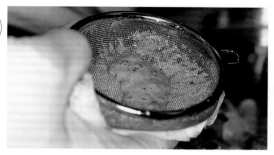

图 15

所采集的脂肪洗涤完的状态
将脂肪填入 1 ml 注射器，用 18 G 针注射

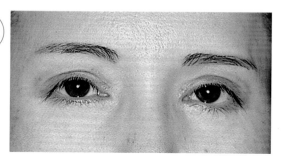

图 12

第 3 次修复手术后第 6 周的状态
★ 恢复到此程度已经过去了 3 年的时间

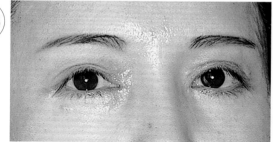

图 16

第 4 次修复手术后第 5 周的状态

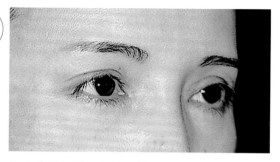

图 13

第 3 次修复手术后第 6 周
右侧眼睑感觉很接近目标，但仍感觉左侧眼睑内侧重睑宽度较宽

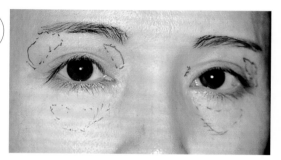

图 17

在第 4 次修复手术 3 个半月时，再次追加脂肪注射。这一次注射脂肪包括下睑（第 5 次修复手术）

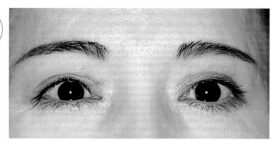

图 18

第 5 次修复手术后第 6 个月的状态
达到了最初目的。但因没有剩余皮肤，上睑内
侧的宽度未能缩小，只能让患者继续忍耐
★到达此程度正好花了4年时间

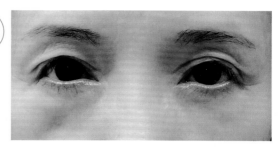

图 19

第 5 次修复手术后第 15 年的状态
经过了15年，眼睑皮肤已呈下垂状态。衰老永
远不会停止

该手术方法的要点和小结

1) 当初对重睑宽度的判断应该没有问题，但结果
却过宽。原因是：①眼睑皮肤很薄，容易伸展。
②牵拉可能伸展的睑缘皮肤的"罪魁祸首"是上
睑提肌腱膜。对这一点应该有所认识。

2) 如果上睑重睑线睑缘侧的皮肤从 5 mm 伸展到
7 mm 的话，那部分就会出现严重的问题。从 4 mm
变为 5 mm 与 6 mm 变为 7 mm 有着天壤之别。应
该知道它的危险所在。6 mm 以上是危险区域。

3) 上睑的脂肪移植也好，脂肪注射也好，即使脂肪
成活，也会出现较大量脂肪吸收的情况（50% 以
上？）。

4) 虽然切除皮肤是缩小重睑宽度的必要条件，但是
如何仔细消除组织的垂直挛缩是手术的关键。

5) 手术时，如果麻醉使上睑提肌腱膜功能变得迟钝，
可能会引起判断失误，所以一定要使用如 0.5% 利
多卡因（+ 肾上腺素）的低浓度麻醉药。

术后潜在风险、并发症及对策

常见

1. 肿胀

所有案例手术后都会出现，不同患者之间
有一定程度上的差异。肿胀可能会引起闭眼困
难。

2. 缝合切口发红

肯定会发生。大约半年会自然消退。

3. 皮肤感觉迟钝

肯定会发生。一般 2~3 个月后恢复正常。

偶见

1. 皮下瘀斑

根据出血的程度可能会发生，3 周左右会
消失。

2. 重睑宽度的左右差异

修复手术之前就存在明显左右差异的情况

很多。虽然术者会尽可能努力消除左右差异，
但是不可能做到尽善尽美。

罕见

1. 血肿

发现后应立即在局麻下拆线，去除血肿，
确认出血点并确定无活动性出血后，缝合切口。
如果不作处理的话，容易导致血肿部分机化，
遗留上睑下垂症状。修复手术不应留下后遗症。

2. 拆线后缝合处裂开

由于是对皮肤不足处进行缝合，故张力很
强，因此也可以说很容易发生这种情况。通常
是患者强行拉动患处或由于外伤等所致。只能
重新缝合。

3. 与患者所希望的结果不一致

修复手术的结果好坏也取决于和患者之间

的信任关系，如何在手术前做好解释工作并得到患者对手术的认可非常关键。

4. 兔眼

过多切除皮肤时发生，等待一段时间可能会改善。另外，如果在手术前向患者说明发生的可能性，那么患者会为了修复手术而忍耐。反过来，如果被投诉，那可能是术前解释说明不到位，或者是医生未努力与患者建立信任关系。医生应该进行自我反省。

非常罕见

1. 医源性上睑下垂

如果发生，那一定是脂肪注射时向眶隔脂肪层里注射了大量脂肪所致。虽然是为了增加上睑的饱满度，但是绝对不能把脂肪注射到眶隔脂肪层里。

2. 感染

3. 眼睑外翻

这是由于皮肤切除过多所致。如果 3 个月后仍然没有改善，则需要再次手术。

补充说明

补充说明 1

处理并发症需要扎实的整形外科技术基础

手术并发症和意外有时很难预测。但是，如果出现了意外情况，是无法以"不是故意"为借口的。这是因为患者认为医生能够完美地实施之前商定的手术，对医生充满了信任才签署了同意书而接受手术治疗的。

患者认为医生只要持有行医执照，一般手术都可以完成（值得庆幸的是，很多人最近不这么认为）。为了回报患者的期待，医生应该自始至终努力提高技术水平。无论出现什么样的并发症，都要抱着诚意来努力修复不良结果。作为一个经验丰富的整形外科医生，一定能想出解决问题的办法。有时即便

有了治疗计划，但是没有完全把握，在不得已的情况下也不能在不遵守原则的前提下执行计划。

补充说明 2

上睑提肌腱膜与"蚂蚁地狱"有相似之处

当案例 1 中的患者出现在笔者眼前时，同情心和愤怒感交织在了一起，因为笔者感到很难让她痊愈。当然，手术前谁都没有预想到会出现如此可怕的结果。这也许是抱着轻率的态度施行眼睑手术，最后被提肌腱膜拖入"陷阱"而导致可怕后果的典型例子。提肌腱膜是执行睁眼动作的一个重要组织，这个睁眼时把睑板拉起来的组织如果把并不需要拉起的组织也拉了起来，就会造成不可想象的结果。所以大家一定要知道，眼睑手术中存在着像"蚂蚁地狱"这样的陷阱。

当超越了某个限度以后，皮肤就被突然拉了起来而迅速伸长。这种情况真的就是"蚂蚁地狱"。被拖入"蚂蚁地狱"带给患者的是无尽的悲伤，带给医生的则是痛苦。以前，在老家农村周围有很多"蚂蚁地狱"，笔者逮过几只蚂蚁仔细观察过，看到有些蚂蚁掉入途中陷阱，但还是爬了上来。然而当掉进一定的深度后，如果不是大蚂蚁，转眼工夫就会被"蚂蚁地狱"的沙石套住而成为猎物。提肌腱膜通常会像"天使之手"一样，有它就可以睁开眼睛，但是有时太过于追求宽的重睑时，就可能变成"蚂蚁地狱"。

在重睑手术中，如果是设计大约 5 mm 宽的重睑宽度，睁眼时重睑线至睫毛上缘的距离会变短。但是如果宽度超过 7 mm，重睑线被提肌腱膜牵拉，其水平高度会变高，被越来越拉向上方深处（参见下图）。这种情况让笔者联想起了"蚂蚁地狱"。

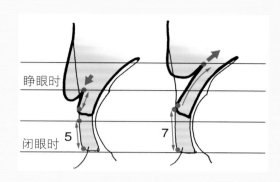

睁眼时

闭眼时 5 7

补充说明3

患者全权委托时引起的"陷阱"

在本章中所列举的失败手术案例中，笔者询问了患者是如何提出要求而做的手术，常见的回答都是"因为是有名的诊所，所以我没有说过多希望结果如何的话，而是全权委托"。

这种情况是很常见的。"全权委托"对患者来说充满了危险。喜欢什么样的眼睑，为了不在出现麻烦后医患双方产生不愉快的想法，手术前让患者带样板照片来，了解她所希望的形象很重要。最近，带来用手机拍下自己化妆后照片的女性患者很多，这作为参考很重要。当然，不可能就做出照片中的样子，但是对重睑宽度，内眦、外眦的宽度，上睑的容量等，都可作为手术设计的参考。

还要注意那些带着非常细致的设计图的患者，但是也不必把所有人都想成怪人。只要说明"不可能做到这样"，以防万一即可。

每位整形外科医生都有自己独特的审美。每个人都是在以往经历的基础上形成了自己的审美，所以各人对美的判断标准不同是不可避免的。例如，在推崇感性的年代，把西方电影里的女主角当作这世上美女的化身及崇拜吉永小百合的一代人，将松田圣子和山口百惠视为偶像的一代人，熟悉滨崎步和AKB48的一代人，他们对美的感觉应该稍有不同。因此，"全权委托"的方式就等于是"把

对美的判断交给了医生"，这是"危险的"。

补充说明4

美容外科医生也要熟悉娱乐界！

在这里，笔者讲一个从患者那里听来的笑话。

据说有位患者去某个美容外科医生那里咨询后回来说："和那个老爷爷医生讲不明白，所以回来了。和他说'我希望做成像小步那样的双眼皮'，医生就问我'谁是小步'，我回答'滨崎步'，他却说'如果是石田步，那我知道'"患者听了医生说"我不知道这个人"，觉得话不投机，于是决定不找这个医生做手术了。话不投机，无论说什么话都无济于事。

30年前，笔者也听到过类似的笑话。有个患者到某医院整形外科"希望做成像圣子一样的眼睛"。医生反问："这是谁？"患者回答："是和神田正辉结婚的歌手。"医生又问："神田正辉是谁？""……"患者顿时无从回答，结果说再考虑考虑就回去了。不知道石田步和神田正辉的20岁左右的女性很多，这是一个事实。要说笔者也算高龄了，但在笔者的心中，自己永远是50岁。虽说没有必要迎合患者，但想要成为患者喜欢的专业美容外科医生，在一定程度上应该对娱乐界有所了解。

在一定程度上熟悉娱乐界是指应该有适度的常识。医生如果不把患者当作自己的粉丝，患者群就不会增加，特别是独自开业的美容外科医生更是如此。

补充说明5

眼睑脂肪注射术是细致的工作

往颜面部的凹陷部位注射脂肪在临床上经常被采用，在颜面部最需要技术的整形项

目就是眼睑。只要遵守以下原则就不会铸成大错：

1）采集获取脂肪颗粒组织并精细注射。

2）不剥离皮下，注射到皮下的眼轮匝肌层及其下方的眼眶隔膜前结缔组织层里。

3）确保术后冷敷。

注意以上三点。

采集获取脂肪颗粒需要细吸脂管或注射针，可使用 18 G 针。注射时使用 19 G 针和 1 ml 注射器。精细注射需要技术。为了熟练掌握该技术，用注射器把 0.1 ml 五等份来练习注射。如果能够完成这些操作，那么不用分割也能把细面条状的脂肪注射入组织。注射时不是用手指去推注射器的针筒，而是用拇指或拇指的根部去推。能像同时按下加速器和制动器那样注射，就不会在同一个地方注射入过量的脂肪。

然而，习惯这种技术操作需要一些训练。把采集到的脂肪放入注射器，然后把它注射到布或纸上最能理解其中的要领（见下图）。一排的脂肪总共是 0.1 ml，让手记住这种感觉才能够熟练操作。因为本书没有多余的版面来解说脂肪注射的操作细节，只在这里把要领提示一下。

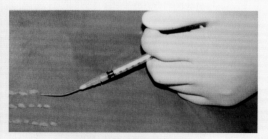

①用拇指的根部去推注射器针筒

补充说明 6

修复手术的原则是回归到整形外科的基础

在进行眼睑修复手术时，常会碰到外观严重变形或状态异常的患者。

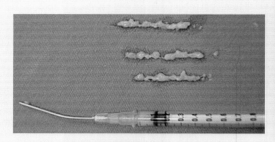

② 1 排的脂肪总共是 0.1 ml

特别是眼睑，随着睁闭眼、笑、吃惊等的表情变化，其形状会发生改变，是一个动作复杂的组织。这是和鼻子有明显的不同地方，也是手术难度大的原因所在。

尤其是在其他医院接受过眼睑修复手术的二次修复术，难度会更高。

因此，笔者通常所考虑的修复手术的原则还是回归到整形外科的基本方法，从分析开始，即首先分析异常状态。

①眼睑的皮肤面积有无问题

②眼睑的容积有无问题

③重睑的宽度和形状有无问题

④眼睑的某处有无粘连

⑤眼睑的某处有无挛缩

⑥眼睑的表面状态有无问题

①是不足，还是剩余；②是太少，还是太多；③是太宽，还是太窄；④如何剥离粘连；⑤考虑如何松解它等。

就这样，从分析异常状态开始，就能找到修复手术的方法。这仍然是整形外科手术的基本操作和基本应用。对没有掌握整形外科基本方法的人来说可能非常困难，但对整形外科医生来说，如果忠实地执行了基本方法，就应该能达到目的。能否成功地执行是整形外科医生的技能问题。对基本技术没有信心的人，不应该做修复手术。因为世界上喜欢并擅长这份工作的人大有人在。

3 其他上睑手术后的修复手术

引言

任何一位医生做手术的出发点都应该是希望受术者变得更好。为什么会出现导致严重并发症的手术呢？这一定是出现了某些错误，但没有被意识到。这是外科医生不成熟的表现，说得严重些可谓是一种罪过。因为他没有回报患者的信任，没有真正履行手术协议中的职责。但是，没有医生从一开始就是技术完美的。每个人都是随着经验的积累而进步。

出现不良结果（unfavorable result）是难免的。但是，只要你掌握了基本技能，就可大事化小。同时必须抱着诚意和患者保持良好的关系，为患者施行修复手术。诚意胜过一切。

如果掌握了整形外科的基本原则，70%的修复手术都可以通过技术来处理，剩下的30%靠美容外科医生自身的经验来解决。

上一章对上睑手术中最容易出现的"重睑过宽"进行了介绍。在本章中，我们将介绍针对不良结果的恢复手术。

不良结果有以下几种情况：

1) 血肿（未充分止血）（案例1）
2) 对重睑的宽度不满意（设计问题和皮肤切除量问题）
3) 睁眼太大，显得不自然（由提肌引起）（案例2）
4) 重睑线上的瘢痕（缝合方法的问题）、肿块（埋线卷入表皮基底层细胞，形成皮样囊肿）
5) 埋线露出（埋线断裂、松开或太浅）（案例3、4）
6) 内、外眦的瘢痕（术前交代说明不充分、瘢痕疙瘩体质）
7) 睁眼困难（眶缘粘连，活动欠佳）
8) 重睑线在外眦角处分叉
9) 眼睑凹陷（切除软组织过多）

术前咨询指南

1）术前视诊要点
◎ 了解患者抱怨的内容
◎ 分析导致问题出现的原因
○ 能否修复
○ 在意程度，不满或烦恼的程度

2）术前问诊要点
◎ 不满或烦恼的程度

3）术前检查
○ 根据情况进行视力检查和血液检查

4）知情同意
◎ 从理论上分析和说明是什么原因导致现在的问题。如果能做到这一点，"修复之门"就打开了
◎ 可否一次就能修复？如果不能，需要等待多长时间。请参阅正文中的"术后潜在风险、并发症及对策"

案例 1 术后发生血肿的案例

解说：患者接受了上睑除皱术，但左眼感觉异常肿胀。

术后第 2 天来院检查时的状态（该患者是笔者本人的案例）。

1. 手术方案

一旦发现，立即清除血肿。

如果发现存在血肿，应尽早清除。但考虑到术后出血的停止，术后 24 h 内（因为术后出血已经停止）更容易治疗。

2. 手术步骤

步骤 1 观察睁眼状态
步骤 2 局部麻醉，拆掉缝合线，打开切口（图 1）
步骤 3 清除和洗净血肿（图 2）
步骤 4 完全止血

如果在手术后第 2 天发现血肿，洗净后仍可能会观察到出血，术后第 3 天，出血已基本止住。

步骤 5 重新缝合切口（图 3）

3. 术后注意事项

较早清除了血肿，恢复顺利，没有任何问题（图 4）。

4. 总结

病因是手术止血不充分。

由于麻醉药与血管收缩剂混合，术中可能出血较少，容易引起止血不充分。当麻醉消退后，面部处于充血状态时（俯卧、大笑、用力排便、呕吐等），可能引起小动脉出血。因此，为了防止此类事情发生，应指导患者术后当天要安静休息。

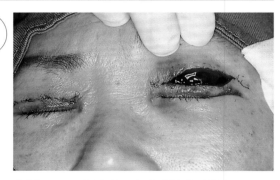

案例 1 [50 岁女性] 上睑除皱术后第 3 天明显血肿形成状态，立即局麻下拆线

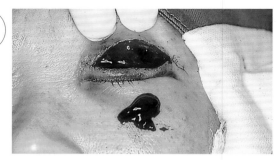

清除血肿。把血肿清除后，用生理盐水冲洗伤口，确认出血情况

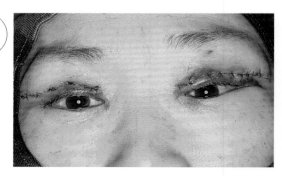

重新缝合结束时。左、右眼睁开时差异较大

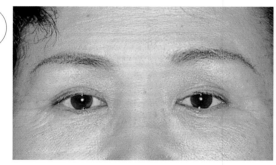

术后恢复良好。术后第 6 个月时的状态

案例2　重睑术后眼睛太大、眼神不自然的案例

解说： 患者在某院接受接受了切开式重睑术。手术医生认为睁眼有些困难，所以做了使之容易睁开的处理。手术后，患者即使是平常睁眼，也感到睁得异常大，自己本身也有奇怪的异常感。家人也说"像被瞪着似的，不想看着其眼睛说话"。做手术医院的回答是"慢慢就会变得自然"（图1）。

1. 手术方案

1) 行松解手术，也就是调整上睑提肌腱膜和睑板缝合处的位置。

2) 因患者对重睑宽度没什么特殊要求，所以仅切除外眦附近开口的缝合瘢痕（图2，3）。

2. 手术步骤

麻醉

采用0.5%利多卡因（＋肾上腺素）麻醉，注射后至少等待3 min。

★ 为了防止上睑运动神经在手术中被麻痹，使用低浓度（如0.5%利多卡因＋肾上腺素）麻醉药。

步骤1　切开皮肤，切除瘢痕（图4，5）

步骤2　除去上次手术缝合处的垂直挛缩瘢痕（图6）

步骤3　露出睑板，露出腱膜缝合处的缝合线

步骤4　去除缝合线，调整睁眼状态：睁眼过度是由于过度缩短上睑提肌腱膜的结果，可以通过松解术让患者睁开眼睛，观察其睁开程度，以确定重新固定的位置（图2~7）。

★ 在这种调整手术中，如果局部麻醉使上睑提肌的运动变得迟钝，则手术中无法了解眼睑的状态，所以选择麻醉方法时要谨慎。

步骤5　缝合皮肤（图7~9）

3. 术后注意事项

1) 确认是否存在术后血肿。

2) 术后第5或第6天拆线（图10~12）。

4. 总结

原因是过度矫正。在术中，应让患者充分睁眼以确认睁眼状况。如果手术后经过了几个月，修复起来可能不太容易。在最糟糕的情况是：如果不切断上睑提肌，通过肌腱移植延长提肌，是无法修复的。

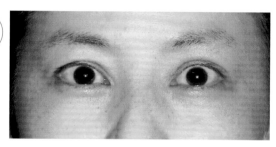

图1

案例2　[35岁女性] 术前
接受重睑手术时被告知有些下垂，通过手术能让眼睛睁大很多。手术后即使平常睁眼，也是如图所示的过度睁大呈瞪眼的状态，故行矫正过度的修复手术

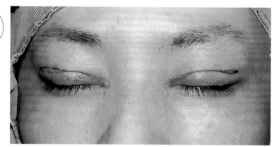

图2

按除皱术切除大量皮肤。手术在同一切口切开，但仅切除瘢痕部位

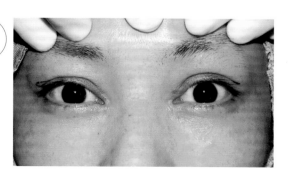

图3

手术前睁眼状态

图4

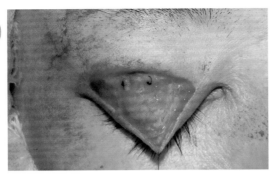

到达睑板上部边缘时，可看到提肌缝缩或固定缝合线（5-0 尼龙线）

图5

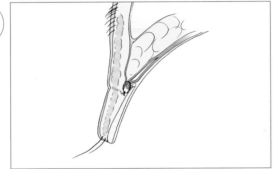

术前横断面示意图

图6

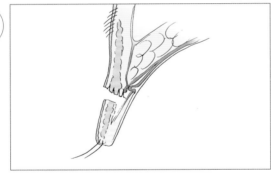

为解除睑缘皮肤部分的张力和缝合部位眼轮匝肌层的垂直挛缩，用手术刀切入

图7

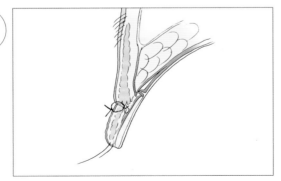

和术前相比，缝合线与睑缘宽度已变窄

图8

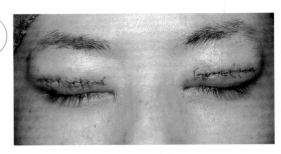

手术结束时的状态（闭眼时）

图9

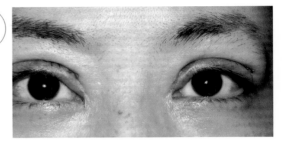

手术结束时的状态（睁眼时）

图10

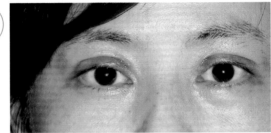

术后第 6 天，拆线后的状态
睁眼过度（瞪眼）的状态消除

图11

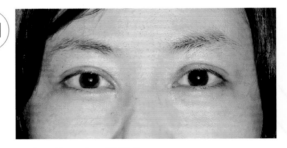

手术后第 1 个月的状态
不自然的睁眼过度状态完全消除，恢复了平稳的眼神。家人也说"终于可以看着眼睛说话了"

图12

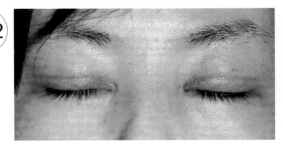

术后第 1 个月时的闭眼状态

案例3　埋线暴露的案例

解说：患者接受了埋线法手术。1年后感到重睑线逐渐变浅。最近偶感眼中有异物感，所以来院治疗。

1. 手术方案

去除露出的缝合线。之后，如果重睑线消失或可能消失时，再重新手术。

2. 手术步骤

仔细观察皮肤侧面，发现埋线变松弛，压迫处皮肤略微隆起（图1）。

翻开眼睑发现有红肿部位，推测缝合线从该部位穿出。用弯曲90°的25 G针探查红肿部分，很容易就找到了松动的埋线（图2）。

取出埋入线体，观察情况。

3. 总结

原因似乎是因为缝合线太紧或者结已经解开。睑板硬度有个体差异，很难调节缝合线的松紧度。这是一个本院的案例。

★　在笔者自己的手术案例中，也有埋线法用在睑

板柔软松弛的患者的情况，此种情况如果埋线打结时过于拉得太紧，反而会导致埋线从睑板脱落、松弛。

缝合过紧，结松开，或缝合线从皮肤表层移动到深处，是重睑线消失的三大原因。

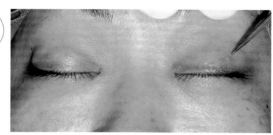

案例3　[23岁女性] 术前
埋入线松弛，可见左眼睑皮下的小隆起

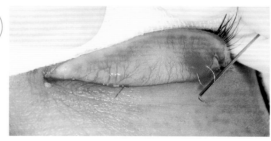

翻起眼睑，用弯曲的25 G针探查红肿中央部位，很容易找到缝合线，打结部的结已经松开

案例4　术后埋线一直露出的案例

解说：患者3年前在其他医院接受了埋线法重睑手术。大约1年前感到眼内有异物感，但因为戴隐形眼镜，所以没有太注意。去眼科诊所看花粉症时，医生发现了埋入线，建议来美容外科就诊。

1. 手术方案

翻起眼睑时可见到缝合线（图1）。剪断缝合线，如果重睑线消失，可再次手术。

2. 总结

手术操作有问题。不应该在结膜侧露出超过1 mm的线。

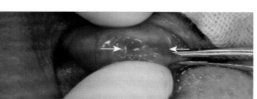
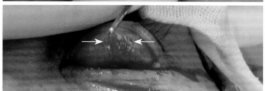

案例4　[25岁女性] 缝合线露出（8 mm）
手术时，如果在结膜侧的缝合线留出太长，缝合线将一直暴露在外多年的情况很多。终有一天，线会松动，碰到眼球

★ 透明尼龙线从两箭头之间露出

该手术方法的要点和小结

　　本章对其他细微的不良结果做了解释，在各案例的最后做了小结，所以在此仅做概括式的总结，并逐一罗列临床要点。

1) 如果从外观上就能观察到不良结果，要尽快处理。血肿案例就是典型的例子。最佳策略是和患者保持良好沟通。

2) 不良结果的修复处理应免费（免费等于承认自己的过失，但只要患者能理解为医生的一点心意即可）。

3) 不良结果绝不单纯是术者的原因引起的，也有患者自身的原因，是这些原因相互叠加引起的。

　　例如血肿，即使是术后出血，止血不充分，但至少在手术结束时，动脉出血应该是被完全止住的。但当麻醉消退后，血管收缩剂的效果也消失了，当患者的面部、眼眶周围压力上升等情况发生时，如大笑、打喷嚏、俯卧、蹲下取物、读书、写作，再加上高血压、贫血、血小板减少等，要担心的事无穷无尽，都有可能成为血肿发生的原因。总之，术后当晚不要大笑、交谈，保持安静，冷敷切口，尽早休息。

4) 术者要反省自己的手术操作中是否有"陷阱"，并要彻底追查原因。

5) 要感谢患者让手术医生看到其不良结果。比起患者去其他医生那里，手术医生应感到百倍的荣幸。

　☞ 补充说明 1

术后潜在风险、并发症及对策

请参阅第三部分第 2 章。

补充说明

补充说明 1

被患者反感是医生的耻辱

作为一名有技术和有自尊的医生来讲，如果被患者认为毫无价值并反感，应该感到羞愧。

假如手术后，医生从内心感到并不一定得到了一个好结果的话，在这种情况下，如果患者对结果很满意时，一般医生不会说："我对这个结果并不满意，让我再做一次吧。"如果一段时间后，患者说："医生，我对这里还是有点在意。"从内心上讲，医生才是真的放心了。如果是笔者自己，会对患者说："其实我也有点在意，我免费帮你修复一下吧。"

再手术的费用

在这种情况下，再手术是收费还是免费，不同医生有不同的意见，但确实应该根据情况来定。主张收费的人会说："如果免费就等于承认了手术失败，所以应当收费。手术不是失败，仅仅是完成度不高而已。"而主张免费的一方则会说："应该免费，以此来促进加深与患者的信任关系。"虽然不总是采用同一种模式，但笔者几乎都是选择后者。

如果对手术没有自信，那么内心中就会产生让患者赶快去其他医院的想法。如果这种情况成了习惯，那真是太可悲了。也有一些更可怕的诊所故意对患者冷漠，以此来摆脱患者，让患者从内心感到"这个地方太不讲理了，以后再也不来了"。

外科医生的自尊心

但是，医生应该怀有"被患者反感就是耻辱"的自尊心，每天鞭策自己进步。如果是整形外科医生，经常会看到"创伤性文身"。最初担任治疗的外科医生处理完表皮后，一般都以"瘢痕组织不久将会结痂脱落"来简单应对。但是"文身"还是留了下来，患者只能放弃初诊医生（说不久就会好的医生也是以这种态度来面对瘢痕，所以没指望了），来到整形外科求诊。如果急诊外科医生想到造成创伤性文身是外科医生的耻辱的话，那么将来这个世界上创伤性文身就会大大减少（初诊时，如果通过局部麻醉刮除并冲洗掉异物，就不会造成创伤性文身）。

补充说明 2

外科医生对近期创伤治疗的看法

近期的外科学课程里并没有对创伤治疗下太多的工夫。门诊医生都是由外科医生担任，他们在治疗时不太关注如何尽量让创面恢复得更美观。他们在适当治疗后就会对患者说："如果担心瘢痕，就去做整形手术。"这对整形外科医生来说，会感到既高兴，又悲哀，心情复杂。个人认为还是应该尽可能为患者缝合得美观些。

医生过剩的时代将要到来，"不要责怪以前的医生"这种仁义行不通的时代是不是要来临了呢？即使是外科医生，如果抱有"拯救生命才是重要的，那些小事情微不足道"的轻视思想，随着时间的推移，可能会迎来"制造创伤性文身的责任在医生"而为患者承担治疗费的时代。"排队等待法律咨询"的电视节目越来越受欢迎，笔者一边看节目，一边思考，今后越来越"美国化"，诉讼变得理所当然，患者都主张权利，日本"以和为贵"的精神被遗忘的时代恐怕很快就会到来。

补充说明 3

埋线法和切开法——历史的反转

笔者对美容手术开始感兴趣并开始着手研究时，谈到重睑术通常意味着切开法。埋线法完全是一种非主流方法，是眼科医生用来做临时处理的方法。没有哪位整形外科医生会去先掌握埋线法。现在时代真是变了。

然而，这也是时代的潮流。患者可在互联网上获得知识。患者口中会突然提出"要休息多长时间"的问题。像埋线法重睑术那样简单容易并且第2天就可以去上班的手术，当然会受到很多人的欢迎。美容外科也完全渗透到了广大市民的意识当中。

在整形外科领域中，"美容外科"作为诊疗科被公认，学会也已成立，开始为美容外科打下坚实的基础。

补充说明4

日本美容外科学会（JSAPS）初期

日本美容外科学会（JSAPS）一年召开4次会议，意在普及美容外科的基本技术。笔者也是在那个时代投身于美容外科，成为一名日夜钻研的医生。随后，笔者在日本美容外科学会活动中从伟大的昭和大学鬼冢卓教授手中继任了学术委员长一职，任职了4年多。但是当时笔者比较年轻，很清楚自己的能力还很有限，就转向协会的幕后工作。我们自行决定一年4次学会的主题，选出学会演讲者，从美容外科的"基本技巧系列"到"修复手术系列"，几乎覆盖了所有的主题。在此期间，日本正处于泡沫经济状态，出现了"求职整形"等流行语。大众对美容外科的观念也从"不可以做"转变成了"能变得更

好，为何不试试"，有了很大的转变。作为一名1985年就独立开业的医生，笔者切身体会到了这个巨大的时代变化。

随后，日本人最关心的重睑术也从"切开法"的时代变成了"常规埋线法"的时代。笔者亲眼见证了这个巨大的变化。从笔者诊所的重睑手术案例数来分析，从1985年到1988年期间，两种术式的比例出现了大逆转。从那之后，超过90%的患者都希望接受埋线法手术。这是必然的。对之后学习美容外科的医生来说真是遗憾，因为要接触到切开式重睑术的案例已经不那么容易了。

但是，俗话说"只要等待就会有转机之日"。大约从10年前，希望做上睑除皱术的40岁以上的女性在逐渐增多。这种手术比起单纯的切开式重睑术，技术含量高很多。幸运的是，笔者以前做切开式重睑术时，一直把切除皮肤当作常规操作，对于笔者可以说和眼睑除皱术是同样水平的手术。对从埋线法入门重睑术的年轻医生来说，如果今后有机会通过上睑除皱术来体验切开法，那是一件非常好的事情。

只会做埋线法，而不敢尝试切开法的美容外科医生实在可悲。希望年轻的美容外科医生能因拿起手术刀切开皮肤来进行手术而感到荣幸。

然后就是希望医生们不要出现第三部分第1、2章中介绍的那样不良的手术结果。

4 眼睑手术后闭眼障碍的修复手术

引言

1）眼睑手术后闭眼障碍大多都是由以下原因引起：

①过度切除皮肤

②术后血肿

③瘢痕挛缩

大多数源于这些原因。

2）①是单纯由眼睑皮肤切除过多引起眼睑不能闭合的状态，可能是在下睑切除手术中以仰卧状态来决定皮肤切除量引起的，多引起兔眼症状。

3）仰卧时的下睑皮肤相比站立姿势来说，向上移动了 10 mm 的情况并不少见。因此，错认为可以多切除一部分皮肤，其结果是过多地切除了皮肤。

☞ 补充说明 1

4）②术后血肿：如果快速进行血肿清除治疗，可以完全治愈，但如果血肿残留，产生机化，就会导致挛缩，其结果是闭眼障碍，即兔眼。

5）如果过多切除上睑皮肤，也会造成兔眼症状。为了早期恢复，应尽快进行皮肤移植。如果是轻度兔眼症状，"等待"也是一种治疗方法。

6）皮肤移植是恢复下睑闭眼障碍最可靠的方法。

7）作为移植到眼睑的皮肤供体部位，眼睑皮肤最佳，但如果眼睑皮肤无余量时，一般从耳郭后部切取。

8）一般来说，闭眼时眼球向上移动，也就是向上方运动。但是，对患有先天性上方运动障碍的患者进行上睑皮肤切除的重睑手术或除皱手术时，过多地切除皮肤会造成兔眼，导致睡眠干眼症，引起角膜疼痛，所以必须慎重。

术前咨询指南

1）术前视诊要点

◎ 如果存在兔眼症状，观察其程度，以及眼睑结膜在立位、坐位时和眼球有无接触，如果不接触，应尽快实施修复手术

○ 手术后经过了多长时间

2）知情同意

○ 兔眼是由于过度切除皮肤引起的。皮肤移植仍然是消除它的最佳方法。但是，根据皮肤的获取部位，移植皮肤的适应程度会有所不同

◎ 皮肤移植的供体部位

①上睑

②耳郭后部

○ 植皮术的目标是完全生存，但如果有血肿，就可能会达不到目的

案例 1　下睑除皱术后兔眼案例

解说： 患者 3 个月前在其他医院接受了下睑除皱术，但手术后双侧眼睑形成兔眼状态。手术医生建议只需要等待。但等待 3 个月后，左侧眼睑仍然漂浮于眼球上。右侧眼睑在坐姿时勉强使眼球触及眼睑。患者不愿意继续等待，所以来院就诊（图 1）。

1. 手术方案

双侧下睑手术后，导致左侧兔眼症状。

开始接触患者时已意识到原因是皮肤切除过多，只能通过手术改善。最终通过皮肤移植消除兔眼。

向患者说明了最好的供体皮肤（donor skin）是上部眼睑皮肤，如果宽度为 5 mm，即使切除和缝合收缩，也不影响上睑重睑的形状，最终决定利用上睑皮肤移植修复。

2. 手术步骤

设计

在下睑缘下方 2 mm 处切开皮肤。

供体皮肤的切除宽度和长度根据下睑皮肤缺损范围决定。

麻醉

混合各 5 ml 的 1% 利多卡因（含肾上腺素）和 0.25% 布比卡因（可以适量加激素 2.5 mg 和碳酸氢钠 1 ml）。加碳酸氢钠的目的是调整 pH 浓度。

实际每侧使用局麻药大约 1 ml。

注射浸润至整个剥离范围。

手术

步骤 1 切开皮肤，消除上下方的挛缩： 切口部位必然出现间隙。这个间隙作为移植皮肤受区（recipient site）（图 2）。

步骤 2 供体的皮肤切取设计： 同时设计皮肤供体，即两侧上眼睑切取 4 mm 宽的皮肤（图 2）。

步骤 3 移植皮肤： 缝合移植皮肤（7-0 尼龙线）。然后用 7-0 丝线压迫（tie-over）固定（图 3，4）。

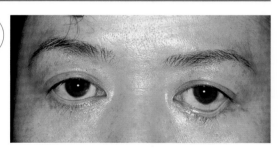

图 1

案例 1　[45 岁女性] 来院就诊时状态
在外院接受手术后 3 个月。左侧为下睑与眼球不能接触的典型的"兔眼"状态，右眼也有轻度皮肤切除过度（右侧等待其自然恢复）

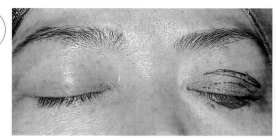

图 2

首先应消除下睑的挛缩。在睑缘下 1.5 mm 下侧切开皮肤，消除挛缩，使下睑容易接触眼球（在皮缘用拉钩把皮肤向上牵拉，然后手术刀在垂直方向一点点切入）

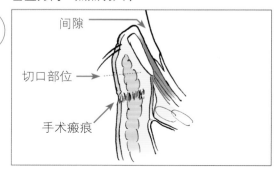

图 3

切开皮肤，直到松解瘢痕消除兔眼为止，手术刀一直进入到深部

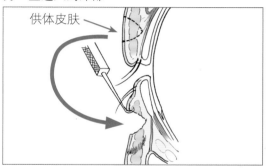

图 4

楔形切取供体皮肤，用于填充下睑的组织不足部分

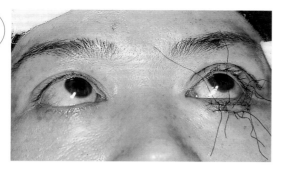

图5

从上睑切取的皮肤缝合到下睑的皮肤缺损部位
（7-0 医用丝线）

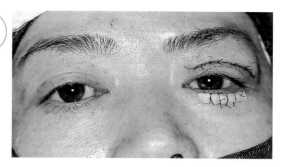

图6

对下睑植皮部分进行压迫（tie-over）固定，结
束手术

★ 虽然皮肤移植受区需要量仅是切口上下的小范
围部位，但仔细确认实际为楔形缺损。所以楔
形切取供体，连带一部分眼轮匝肌，使移植的
皮肤能够填补缺失部分，即严格地说，这是游
离复合组织移植。

步骤 4 压迫（tie-over）固定缝合：笔者把消毒棉
浸湿在生理盐水中，并将其加工成细长条，然
后放几条在植皮部位，用留下的 7-0 丝线捆绑
进行压迫（tie-over）（图 5，6）。

步骤 5 包扎（dressing）：再在上面加一层纱布，
结束手术。

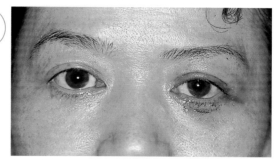

图7

术后 1 周，拆线完毕状态
还有少许挛缩，但左右平衡已有改观

3. 术后注意事项

皮肤移植术后，即使是小面积，护理的程序也
是相同的。

术后 4~5 天，除去压迫包扎（tie-over dressing），
确认没有血肿。

在这个时间点，植皮部位呈深度凹陷状态，但除
去包扎后，凹陷部位会一天天隆起，直到完全恢复。

术后第 7 天拆线（图 7）。

之后，保护术野，避免紫外线照射，等待切口
红肿消失。

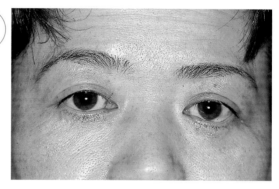

图8

术后 1 个月时的状态
切口线也变得不那么引人注意，移植皮肤与周
围很和谐。此外，供体上睑的状态和术前相比，
左右平衡有所改善

4. 术后结果

植皮完全存活，兔眼症状消失（图 8）。

患者 1 年后来院时，状况也极为良好（图 9）。

患者之后定期来院接受透明质酸注射。

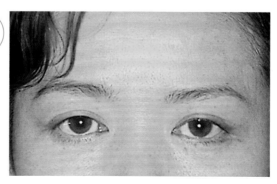

图9

术后 1 年的状态

案例 2 切开式重睑术后兔眼，睡眠时无法闭眼，伴有疼痛的案例

解说：患者半年前在其他医院接受了切开式重睑术，术后在睡眠中眼睛变得干燥，逐渐开始疼痛。眼科医生诊断后指出存在眼球向上运动障碍，睡眠时大约开睑 5 mm，导致角膜明显干燥（图 1~4）。

图 3 是让患者尽量向上看的状态，即虹膜不向上移动。另外，切开术外眦瘢痕位置太低，几乎和外眦延长线重叠，增加术后睁眼时有紧张的感觉，给人以不快感。

1. 手术方案

首先应消除眼睛干燥、疼痛的症状，让睡眠时能完全闭合眼睑，对上睑进行植皮手术。

2. 手术步骤

步骤 1 切取皮肤：切开重睑线，分离操作以使患者能完全闭合眼睑，并测量应该移植的皮肤面积（图 4，5）。

步骤 2 切取供体皮肤：从耳后切取（图 6）。

步骤 3 缝合植皮：用 7-0 医用丝线缝合（图 7）。

步骤 4 压迫（tie-over）固定：留下压迫固定用线，上边长，下边短，易于固定缝合（图 8）。

3. 术后注意事项

1) 基本上与案例 1 相同。

2) 在固定后 1 周内除去压迫（tie-over），为使移植皮肤完全存活，继续包扎。

3) 可完全闭合眼睑，植皮也完全稳定后，如果对重睑线不满意，可再次调整重睑线（图 9~15）。

图1

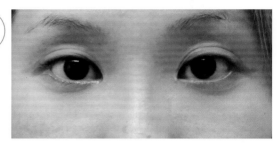

案例 2 [23 岁女性] 术前正面状态

图2

有意识地闭眼可到此程度，但睡眠时呈图 4 状态

图3

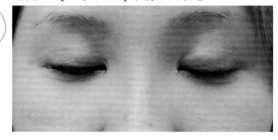

患者向上看时的状态
眉毛可以抬高，但眼球不能向上运动，患有先天性眼球向上运动障碍

图4

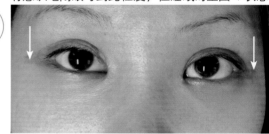

服用镇静剂让患者入睡后，有睁眼情况。标记切口线

图5

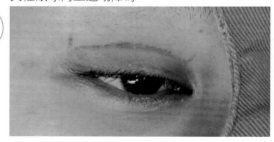

切开皮肤，分离至眼睑能呈完全闭合的状态

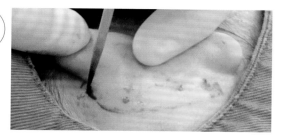

供体是耳后皮肤，标记切取部位

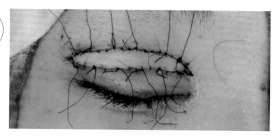

缝合移植皮片

7-0医用丝线留长一些以作压迫（tie-over）固定用

★注意缝合上下边缘的线的长度不一致（没有必要两边都长）。这是为了使压迫（tie-over）的线打结容易

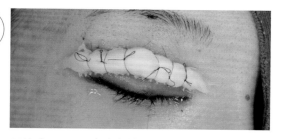

压迫（tie-over）缝合结束

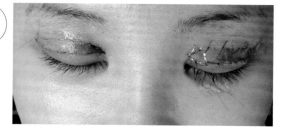

右：手术后第2周 左：手术后第1周

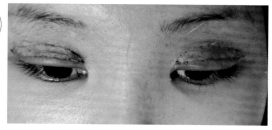

右：术后17天 左：术后10天
移植皮片完全存活

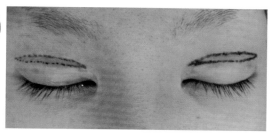

移植后5个月
为了形成稳定的重睑实施重睑术

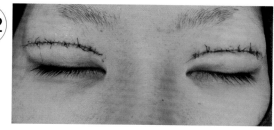

手术结束时的状态
PDS线一定要做内固定缝合，以保证形成稳定的重睑

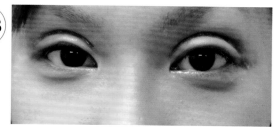

术后1周拆线结束，睁眼状态

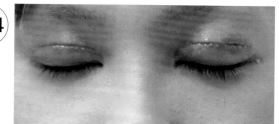

拆线后闭眼状态。睡眠时能充分闭眼

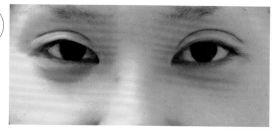

最后手术5个月后的状态

该手术方法的要点和小结

1）如果是以上睑皮肤作为供体，则色泽匹配（color match）和纹理匹配（texture match）都是最佳的。如果不能从上睑切取，就从耳郭后部切取，但皮肤会显得轻微发红。

2）切开皮肤，充分去除垂直挛缩，这时决定消除兔眼症状时必要的移植皮肤的大小。

3）因为移植皮肤受区有近似楔形的缺损，皮肤厚 3 mm,

也就是说做游离复合移植（free composite graft）。如果是宽度约 5 mm 以内的皮肤移植，存活率没有问题。

4）无论皮肤移植是小面积还是大面积，按照常规程序确切地进行压迫（tie-over）固定是使该部位皮肤移植成功的必要条件。

5）移植皮肤的最大宽度为 4~5 mm。

术后潜在风险、并发症及对策

常见

1. 肿胀

虽然存在程度上的差异，但一定会出现。需要观察有无需要冲洗的血肿。

2. 切口发红

手术 1 个月后是发红最明显的时候，但下睑是瘢痕非常不明显的部分。外眼角（外眦）瘢痕和身体其他部位（例如两颊、额头等）一样，红肿消退需要半年以上时间。

偶见

移植皮肤与周围皮肤有差异

如果以上睑皮肤作为供体，切口的红肿消退后就几乎看不到，但从耳郭后部切取皮肤时，红肿会有明显的倾向。纹理匹配没有问题，但从颜色匹配的角度来看是有一定差异的。

★ 当笔者在做下睑除皱术后的兔眼修复手术时，通常用上睑皮肤作为供体。

罕见

1. 血肿和由此引起的皮肤坏死

下睑的皮肤移植产生血肿是不多见的。如果出现，那应该是压迫（tie-over）固定、止血不够充分，并且手术后不安静休养所致。

2. 再发兔眼

这是去除挛缩不足，并且移植的皮肤量不足引起的。如果等待 2 个月后仍未改善，须再次手术。

3. 眼睑内翻

当皮肤移植的宽度太宽时会发生这种情况。治疗无其他选择，只能进行内翻矫正手术。

补充说明
补充说明 1

如何确定下睑的皮肤切除量——笔者的方法

在做这种手术的初期，作为既能防止出现兔眼，又能尽可能地把松弛的皮肤多切除一些的方法，就是让患者保持张口，并向下看，然后确认并最大限度地切除皮肤。但是，这个方法需要临时性固定，和笔者所希望的安全且快捷的方法仍有差距。

所以在 17 年前，笔者让助手把下睑下部的皮肤用手最大限度地往下拉，让下睑皮肤在适度伸长的状态下，在下睑侧的皮肤切口位置上标记 4 ~ 5 个关键点，然后把点连成线作为切口线，这样就省略了临时固定步骤对皮肤进行切除，作为此步骤的前一步，有必要缝合两针以将眼轮匝肌深层固定于眼眶边缘。另外，助手向下拉的时候，比坐位、立位时的状态稍强一些，这样就能安心标记。自从换成该方法后，虽然皮肤的切除量（宽度）有所增加，但迄今为止从未出现过兔眼症状。也就是说，既不会出现兔眼又切除了足够量的皮肤，获得了更好的结果。

补充说明 2

患者的信任始终是必要的条件

当患者来做手术时，通常会说"因为我完全信任医生"，但那显然是一种"外交辞令"。医生接受并且得到了信任，当然会心情舒畅地去实施手术，但是得泼点冷水，不能真的全信。

无论如何不能忘记，这是以"医生做好了手术"为前提的。虽然它没有写在纸上，但就是这么一回事。

"手术同意书"中写着"无论发生什么事情，都要遵从医院的指示，绝不申诉"等情况是存在的。但是要知道，如果发生了不尽如人意的事情时，这种东西一点用都没有。相比之下，如果什么地方出了差错，患者的态度就会极大地转变，毕竟没有达到手术的目的，没有得到一般或者更好的结果，就不可能维持良好的医患关系。所以准备手术的医生应该认真考虑后进行手术，即使是一个小小的痣切除术也是如此。

美容外科医生就像一个花样滑冰运动员在冰雪覆盖的湖面上跳舞。冰块下面就是"地狱"。如果冰破裂，你将落入湖中。美容外科医生几乎不会做涉及生命危险的手术。正因为如此，即使和患者在手术前是对等关系，但手术后，对等关系可能会被打破。要辨清这一点，在日常生活中必须保持着与患者沟通的习惯。

这是来自一位有着 35 年美容外科经验的老医生对年轻美容外科医生的发自内心的忠告。

5 | 其他下睑术后修复手术

引言

1）在下睑手术的不良结果（unfavorable result）中，如第三部分第 4 章所述，最需要注意的是避免兔眼，其他还有如下的一些不良结果也要注意避免：

①明显的瘢痕

②由于血肿引起的凸起肿物

③外眼角（外眦）凸起肿物

④凹陷引起的面容变形老化

⑤眼睛下垂、变形

2）①很多是切口线的位置存在问题。由于术者经验不足导致瘢痕明显的情况并不少见。

3）②是由于手术后没有清除血肿，血肿机化引起的。

4）③是在外眦处收紧固定眼轮匝肌于眶骨骨膜所致，位于眶骨骨膜的缝合线留下的肿物是暂时性的，时有压痛，许多患者也会很在意，但会自然消失。外眦外侧的"猫耳"畸形（dog ear）与此相比较，引起的凸起很明显，更令人担忧。

5）④是由于眶隔脂肪切取过多引起的。此外，即使未切取过多，却让下睑下部低于面部整体呈凹陷状态时，会给人以老化的印象，和患者期望得到的结果相去甚远。

6）⑤是由于外眼角处收紧固定眼轮匝肌时，缝合位置过低引起的。

术前咨询指南

1）术前视诊要点

◎下睑瘢痕的位置

○下睑凹陷的深度、状态

○肿块的大小

○下垂状态和手术前相比有多大变化

2）术前问诊要点

◎在意程度，不满或烦恼的程度

3）知情同意

◎修复手术的时机问题

◎匆忙进行修复手术的优、缺点

◎恢复的可能性，能恢复到什么程度

案例 1　术后血肿案例

解说：患者 1 个月前接受了下睑除皱术，术后右下眼睑明显肿胀，有些怀疑是血肿，但最后判断没有必要处理，所以任其自然。该判断有误。

周围的肿胀消退后，右眼肿胀仍未消退，随后血肿发生了纤维化（怀疑时就应该彻底清除干净，这是一个需要反省的案例）（图 1，2）。

1. 手术方案

虽然由血肿引起的肿胀和肿块仍然存在，但与患者商量后决定不再手术，选择了通过注射来减小肿块的方法。

2. 处理

通过局部注射类固醇激素来减小肿块。注射药物采用甲泼尼龙、曲安奈德和利多卡因的混悬液。每 4 周注射 1 次（图 3）。

注射了 5 次后，肿块几乎消失，患者几乎不再在意，所以结束了治疗（图 4）。

3. 该案例的结果

肿块消失，患者对恢复情况表示满意。

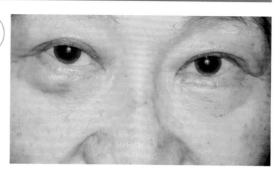

案例一　[76 岁女性] 术前
右下眼睑血肿引起的肿块

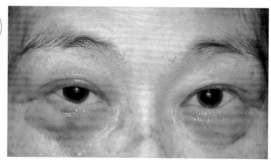

下睑除皱术后拆线时的状态
这是一个本院的案例，此时就应该采取清除血肿的措施

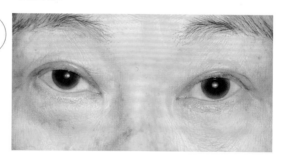

局部注射第 3 次类固醇（甲泼尼龙、曲安奈德和利多卡因的混合溶液）（每 4 周 1 次）3 周后的状态

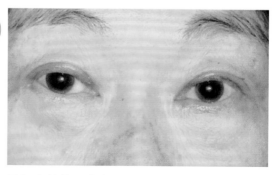

局部注射第 5 次类固醇 1 个月后的状态。患者对恢复情况表示满意，结束治疗

案例2　经结膜入路眶隔脂肪去除术后面部老化加重案例

解说：患者下睑下方凸起，既往接受了经结膜入路眶隔脂肪去除术。

术后，患者下睑凹陷变得突出，反而加重了面部老化。患者咨询了另一位整形外科医生，由其介绍来本院诊治。

1. 手术方案

在最初泪沟（nasoiugal fold）存在的情况下，在手术中只去除了下睑隆起处，反而让面部看上去更加老化，导致患者不满（图1，2）。

由于患者对皮肤松弛几乎不在意，所以推荐了脂肪注射术（图3，4）。

2. 手术步骤

1) **麻醉供体部位和下睑**：供体部位按①大腿、②腹部或腰部的顺序选择，从这两个部位抽吸脂肪几乎已经足够了。

2) **采集和洗净脂肪**：笔者的方法是用30 ml一次性针筒和14 G静脉留置针采集脂肪。然后放在过滤器上，下面放消毒纱布，以吸收血液和油分。

3) **将脂肪注入下睑部位**：用1 ml一次性注射器和18 G注射针注射脂肪。预期只有50%的脂肪成活率，所以需要考虑注射量，在可能的范围内增加注射量（150%）（图3）。

3. 术后注意事项

局部休息制动和冷敷非常重要，它会影响注射脂肪的成活率。

4. 术后结果

患者对脂肪注射的结果非常满意，并认识到最初切取下睑脂肪的手术是个错误（图4~7）。

☞ 补充说明1

图1

案例2　[43岁女性] 术前
下睑下方凸起，接受了经结膜入路眶隔脂肪切除术，但却使得眼睛下方整体凹陷变得明显，面部老化加重

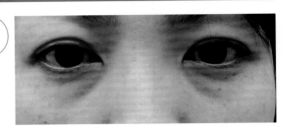
图2

术前标记
手术前标记脂肪注射部位。面部最凹陷部分做了标记

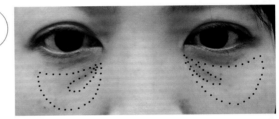
图3

脂肪注射后即刻
预测脂肪注射后的吸收量适当，增加脂肪注射量

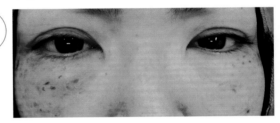
图4

术后第1周
肿胀较明显

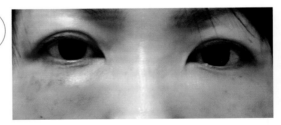
图5

术后第1个月，正面
效果良好

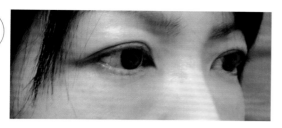

图6

术后第1个月，侧面
恢复情况良好

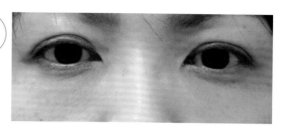

图7

术后3个月
进入基本稳定的状态，泪沟也已消失

该手术方法的要点和小结

1) 笔者认为这种不良结果的发生是手术适应证的选择问题。
2) 注射脂肪时，重要的是注射手法要精确，并注入肌肉层和肌肉下层。
3) 听取并综合考虑患者对脂肪注射量的要求。考虑注射量时以成活率约为50%为前提。

术后潜在风险、并发症及对策

常见

1. 肿胀

  脂肪注射量较多时，肿胀不可避免。

  如果术后2周时外观形态较好，便能肯定结果较好。

2. 肿块

  脂肪注射部位在术后3个月内触及类似肿物样生长。成活脂肪和皮下脂肪不同，会稍感觉像肿块。外观上如无凹凸不平，就没有必要担心。

偶见

1. 皮下瘀斑

  由于注射针的原因，可能引起脂肪注射部位内出血。缓慢进针可减少血管损伤和内出血。

2. 注射部位凹凸不平

  这是技术问题，是由于注射层次过浅引起的。如果凹凸不平严重，可使用18 G注射针和20 ml注射器尽量将脂肪抽吸出来，如不能抽出脂肪，可考虑切开去除。

罕见

血肿

  是由于注射脂肪时进针太快，损伤较大血管所致。一旦产生血肿，会长期遗留肿块，局部注射几次类固醇可使其消退。

非常罕见

感染

  感染通常不会发生。可能与手术环境不洁，或者供体部位有毛发，从毛根引起感染等有关，所以不建议供体部位选择毛发生长过多的腹部等部位！

补充说明

补充说明 1

笔者不做经结膜入路眶隔脂肪去除术的理由

笔者迄今（2016 年 10 月）为止仅做过数例下睑经结膜入路眶隔脂肪去除术。理由如下：

笔者是从 1987 年年底开始做脂肪注射手术的，起初经验不多，对其效果如何没有把握。但在 1988 年下半年，笔者确信了它的有效性后，全面开展了该类手术并增加了案例数，特别积极尝试的是注射下睑底部，而不是面颊。对于轻度眼袋（baggy eyelid），笔者知道只要增加其下部容量就可基本消除，眼睛状态也会得到改善而变得年轻明亮，所以对于下睑，与其使用除皱术，还不如对其下部注射脂肪使其年轻化，成了笔者的首选方法。

然而，即使是在学会进行发表，当时（1990 年左右）对该部位实施脂肪注射的医生也很少。所以，笔者记得没有引起太大反响。

当时，有位医生做了对上睑行脂肪注射术的报告，笔者请教他对下睑下部凹陷行脂肪注射术有什么意见。这位医生只是简单回答说："这个部位老化后变得凹陷是自然现象，不必在意。"结果这个问题没有引起大家的注意，令笔者很失望。

针对抗衰老，下睑的重要性势必会得到大家的关注，所以笔者继续扩大案例数，在2013 年底的时候已经达到了 3000 例。从治疗部位上来看，下睑遥遥领先于其他部位（是面颊部、鼻唇沟部的 2 倍）。

反过来，下睑除皱术的案例就急剧减少了。在之前需要进行除皱术治疗的情况，采用脂肪注射术就可以治疗，这对患者来说更简单、更经济实惠，所以受到了患者的欢迎。

Patrinely 于 1995 年在 PRS 杂志上发表了关于经结膜入路下睑除皱术后，很快该方法在日本得到了推广。虽然那个时候下睑下部凹陷是"该手术方法的良好适应证"，但脂肪注射术后结果良好的案例越来越多，所以笔者对经结膜入路的方法没有什么兴趣。相反，在其他医院采用经结膜入路方法做了手术后反倒使面部看上去更加衰老，而来我院寻求脂肪注射的患者日益增多，让笔者对脂肪注射术更是充满了信心。

当然，根据下睑皮肤的松弛程度，也存在只有除皱术才能取得明显效果的情况。但是，脂肪注射术不使用手术刀，容易被患者所接受，事先可对患者说明注射后"如果仍对下睑皮肤松弛状态感到在意，效果欠佳，可以考虑做除皱手术"（知情同意的一种）。笔者所在的医院虽说下睑除皱术案例大幅度减少，但并不是没有，每年大约有 30 例（下睑脂肪注射超过 100 例）。

此外，同时进行脂肪注射的情况也有，它是最为理想的方法，这种手术方法需要医患双方建立一定的信任关系，所以案例较少。

下睑眼袋（baggy eyelid）是眶隔脂肪疝出形成的，由隔膜的松动或者局部的脆弱所引起，仅去除该部分的脂肪并不能消除症状，因为眶隔脂肪会从后方再次下垂（这是经皮除皱术很容易出现的现象）。

综上所述，笔者通过以下两个理由来说明为什么不做经结膜除皱术。

1）因为不能消除从下睑到颊中部泪沟（nasoiugal fold mid cheek）的凹陷（即最近网络上普及的 Golgo 线），反使其变得更加明显。

2）因为大部分采用经结膜入路方法的案例是脂肪注射术的适应证，经脂肪注射后能得到充分恢复，并且可以进一步恢复青春明亮的表情。

6 内眦切开整形术后修复手术

引言

1）在这个世界上，似乎有一些整形美容外科医生总是认为只要有蒙古褶皱，就应该把内眦切开。笔者时常会看到一些患者，见了就想问："为什么把眼睛和眼睛之间的距离变得如此之近？"

2）内眦赘皮矫正术是对由于蒙古褶皱明显而使左右眼之间的距离看上去较宽者施行的手术方法。

3）事实上，即使有轻微的蒙古褶皱，两眼之间的间隔稍宽一点，但对日本女性来说，是一种童颜的表现，看起来很可爱。这种颜面形态有不易衰老的优势。

4）西方整形外科手术书籍里描述面部的理想比例总是双眼的间隔和眼裂宽度一致。但是对面部是平面构造的日本人来说，从外眦（外眼角）至面部的轮廓有明显的距离。如果把眼裂宽度和内眦间宽度（两眼之间的距离）通过整形手术变为一样，那么双眼就会看上去几乎位于面部的中央，反而变得非常不自然。

5）由于有轻度蒙古褶皱而被推荐做内眦赘皮矫正术，术后使眼睛看上去似乎位于接近面部的中心位置而感到后悔的患者应该大有人在。

6）修复手术看似简单，其实难度很高，被拒绝的患者应该不计其数。

①是看似简单，实则难度很高的手术。

②希望恢复多少毫米？如果有手术前的照片，将会有助于参考。

③基本是将皮下、皮下软组织和表层皮肤的三层缝合在一起。

④术后会有一段瘢痕较为明显的时期。

术前咨询指南

1）术前视诊要点

◎目前内眦间宽度（双眼的间隔）和睑裂宽度

◎手术前的状态是什么样的，如果有照片，务必让患者带来

○眼睑状态（单睑、重睑、眼睑宽度、皮肤厚度）

2）术前问诊要点

◎考虑接受内眦赘皮矫正术的动机

◎对现状的烦恼程度

○对术前状态感到痛苦的程度

◎对重睑形态的要求

3）术前检查

根据情况进行视力检查和血液检查

4）知情同意

在希望进行内眦赘皮矫正术后修复手术的患者中，有很多人对结果非常执著。因此，要充分说明手术后的瘢痕和外观印象的变化，特别是瘢痕明显是不可避免的情况。关于术后潜在风险和并发症将详细说明（见下文）。

案例 内眦赘皮矫正术后修复术案例（希望恢复至术前状态）

解说：患者由某整形美容外科医生推荐接受了内眦赘皮矫正术和埋线式重睑术，术后感到双眼移到了面部中央，认为还是术前的眼睛好看。患者平时通过化妆用粘胶粘住内眦。因此，患者下决心来院诊治。

☞ 补充说明 1

1. 手术方案

1) 首先从外观上和测量上看，该案例并不能说是双眼间宽度（内眦间宽度）过窄（图 1）。由于患者本人强烈希望恢复原样，故只能尊重其意愿实施修复手术。但一定要让患者像平时化妆一样自己用化妆用粘胶贴成希望的样子，然后在此基础上进行内眦闭锁术（图 2）。

2) 手术按古川法进行。这是因为该患者内眦周围皮肤较厚，仅仅缝合可能会复发。

2. 手术步骤

设计

按古川法设计（图 3）。

让患者确定内眦位置（希望上下连接与否）并标记，作为设计的参考。

内眦点为 E 点，准备缝合连接的上下点为 B 点和 C 点。从 BC 的中点到 E 点距离的等距离延长线上的点为 A 点。

眼睑厚度约为 2 mm，从 B、C 点向眼表面各画一条线，线的顶端为 B'、C' 点。B'BACC' 内侧的皮瓣就是衬垫皮瓣（图 4）。

麻醉

麻醉药采用 1% 利多卡因 + 肾上腺素，用 30 G 针注射。直接刺入内眦部位会导致疼痛感强烈，从眼睑靠近眉毛的皮肤部位入针，然后再逐渐接近内眦，可减少疼痛感。对疼痛感进行测试，痛感减退可以判定为麻醉已生效。

案例　[22 岁女性] 术前
被推荐接受内眦赘皮矫正术，术后总觉得和自己的面部不匹配，来院希望做修复手术。测量比例并非不自然，但患者无法接受

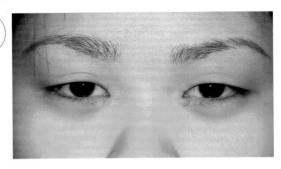

ⓐ
让患者自己用双眼皮胶化妆成手术前状态

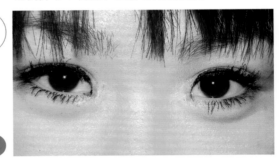

ⓑ
从睑裂宽度和内眦间宽度的平衡来看，内眦赘皮矫正术后的宽度平衡良好，但从面部整体轮廓的平衡来观察，患者的希望可以理解

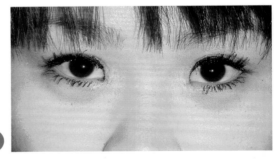

切皮的设计画线（古川法）
★ 看似有修复过度倾向，实际上是设计完全忠实于患者要求的结果

手术

步骤 1　切开皮肤（图 5）。

步骤 2　制作皮瓣：切取衬垫用皮瓣。

步骤 3　翻起并缝合衬垫皮瓣：缝合 A、B、C 点（图 6，7）。

★ 皮肤侧必然会产生水平缝合线，为了不使上下同一位置、同一方向的缝合线连到一起，特意让衬垫皮瓣的皮肤缝合线不在水平方向上（稍许调整后切除多余的皮肤）。

步骤 4　缝合内眦点：将 B、C 点缝合在一起使皮肤侧合起来（图 8）。

步骤 5　真皮缝合和皮肤缝合：从内到外缝合三层（图 9~12）。

3. 术后注意事项

术后包敷仅对内眦部位用薄软纱布敷上，然后用 3M 胶布上下贴住。

手术后第 2 天换药时，不用纱布，直接用 3M 胶布贴住。

术后第 6 或第 7 天后，仅留下衬垫皮瓣的 1 针，其他全部拆线。留下来的线如果 1 周后还在，将其拆掉（图 13）。

是否为瘢痕疙瘩体质对内眦瘢痕的恢复有很大影响。如果知道是瘢痕疙瘩体质的患者，可坚持服用曲尼司特（RIZABEN®）半年。但对不太清楚但又神经质的患者，可考虑试服用 1 个月。观察期间每周确认一次，一旦判断有瘢痕疙瘩，建议立即服用曲尼司特。

4. 术后结果

最终恢复到了原来的双眼间距，患者很满意。内眦的水平瘢痕红肿时很明显，现已基本消失（图 13）。

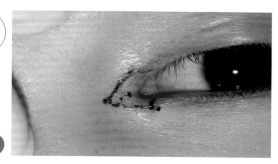

图 4

a　放大后的内眦设计图
不是平面的设计，必须考虑立体效果

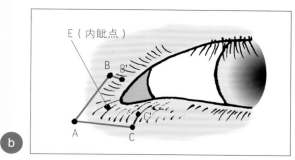

b　案例照片的设计模式图。E 是内眦点
在缝合时，BB'和 CC'被缝合在一起，产生新的内眦点
BB'和 CC'都是 2 mm

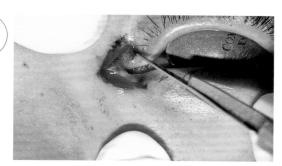

图 5　开始切开皮肤。手术刀从 B 进到 B' 的状态
★ 在手术中使用眼盾更安全，减少患者担心。

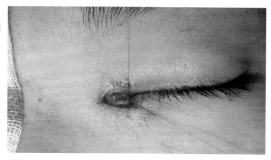

图 6　用 6-0 可吸收线将从 A、B、C 切取的皮瓣和 B、C 的转角处缝合在一起（结打在眼球侧）

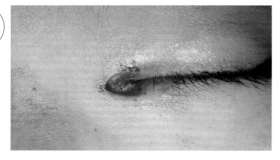

接下来翻起皮瓣的 A 点，缝合到 B、C 点上

★ 翻转眼球侧的衬垫用皮瓣BAC并缝合，使顶点A成为新的内眦点后，可在皮肤侧的水平缝合线下方放置同一水平方向不能缝合的衬垫用皮瓣。这是发明者古川的想法。笔者之前做这个手术时，衬垫用皮瓣也向同一水平方向拉拢（这并未带来什么障碍）。笔者现在赞同古川的想法，忠实地遵从古川法手术

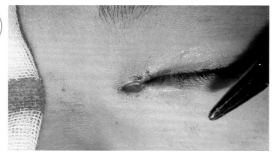

接下来皮下缝合，使眼睑皮肤侧面的 B、C 点合在一起的状态

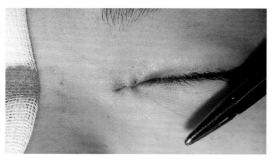

进一步真皮缝合 AB 和 AC 两侧

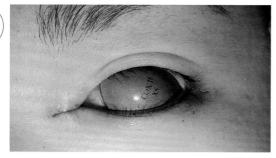

真皮缝合完毕

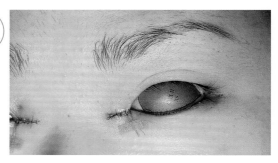

在 BB' 和 CC' 之间用 7-0 尼龙线缝完皮肤的状态（在此处留下长缝线）。结束手术

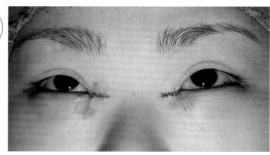

手术结束时的睁眼状态

★ 仅看照片，好像故意将眼间距做得很宽，患者看似状态不佳，但这是忠实地按照患者的意愿得到的手术结果

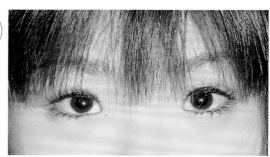

手术后第 2 周的状态

该手术方法的要点和小结

1）要记住日本女性眼睛的间隔稍稍宽一些（意思是比眼睑宽度更宽）会显得更可爱，而且看上去更年轻。

2）对于内眦的修复手术，让患者把术前的照片带来作为参考以确认患者的期望是非常重要的。

3）手术要进行三层缝合，并且让正面和背面的缝合线方向不一致是最理想的。

4）如果患者是瘢痕疙瘩体质，瘢痕不易痊愈，要让患者理解。术后注意事项包括：切口局部的加压处理和口服曲尼司特（RIZABEN®）均是必要的。

术后潜在风险、并发症及对策

常见

1. 瘢痕

瘢痕当然不可避免。大约半年内，瘢痕会发红且引人注意。如果患者是瘢痕疙瘩体质，瘢痕会更明显。让患者口服曲尼司特（RIZABEN®）等，尽最大的努力消除瘢痕。

2. 肿胀

肿胀不会很剧烈，等待会自然消退。

偶见

1. 增生性瘢痕

如果出现增生性瘢痕，患者会感到非常不满意而提意见。如果瘢痕的起因源自瘢痕体质，这是一件很难避免的事情。如果之前患者知道自己是这种体质，作为预防用药可口服曲尼司特（RIZABEN®）。如果患者本人并不清楚，建议向患者说明可能会出现明显的瘢痕，同时预防性口服药物曲尼司特。

2. 外观印象变化

外观印象发生变化是必然的，术前必须向患者充分说明。因为希望做这个手术的患者对结果非常执著的很多，所以手术前让患者用胶布或胶带贴起内眦部分。在手术前确认患者的意愿是最重要的。

罕见

1. 修正不足

虽然按照设计忠实地实施了手术，但是还是会有回到原来状态的情况。如果修正不足，患者可能会感到非常不满。如果患者无论如何都不满意，可等2个月后再次手术。

2. 修正过度

按照患者的意愿恢复到了原样，但也会出现原先的烦恼。再次手术时要与患者详细沟通讨论，制订周密计划后再做手术非常重要。

非常罕见

1. 皮肤、皮瓣坏死

原因可能是强行拉拢缝合内眦、缝合方法粗糙、术后压迫固定不充分等引起。根据治愈情况，重新手术。

2. 感染

除非是糖尿病等易感染体质的患者，一般不会发生感染。但是因为是在内眦这一狭窄的术野进行了大量缝合，如果处理不当，也有可能发生感染。如果发生感染，可给予抗生素并采取适当的措施。

★ 缝合皮肤是关闭伤口不可缺少的步骤，但是必须要记住缝合局部将处于缺血状态中。

补充说明

补充说明 1

关于手术的适应

美容外科医生都（应该）清楚，内、外眦切开手术后的瘢痕无论大小都会有，希望进行眼睑切开手术的患者大多数是"被推荐才做的"。其中，手术前即使有蒙古褶皱，但从整体平衡上看并不需要手术，结果做了手术后，双眼位置看上去移到了面部中央的情况并不少见，为此对推荐的医生感到很气愤。医生为了获得更多的手术费而推荐的可能性很大。正如笔者在文中所写的，只要不是患者本人希望做眼角切开手术，笔者绝不推荐。只有从美容外科的专业角度出发，切开后确实能得到良好的视觉效果，并且和患者之间具有良好信任关系的情况下，医生才可以提及内、外眦切开手术，但绝不能强迫患者。因为很多日本女性眼睛之间的距离稍微宽一些是一种"童颜"的表现，看起来很可爱。

笔者想让大家知道蒙古褶皱并不是一定要去除的。

补充说明 2

本书的最后一个补充说明——代替后记

- 本书的创作初衷是尽可能地覆盖眼睑美容外科手术，对今后志在美容外科发展的医生们能有借鉴作用。但是真正能给读者们带来多少帮助，笔者自己也不是十分清楚。即便如此，自上一版出版以来，笔者亲耳听到许多年轻的整形外科医生表达了希望通过这本书来学习美容外科的心声，这使笔者感到十分欣慰。

- 眼睑手术非常深奥。即使每天做，也常常得不到预想的效果。有时明明笔者认为做得很好，但患者却并不满意。有时却恰恰相反。

- 患者在几个诊所做了多次手术，但结果仍不满意，最后来到本院手术。如果最终能得到满意的结果，和患者分享喜悦是特别开心的事。也是因为这个原因，笔者对修复手术是非常用心的。

- 眼睑和鼻子不同，不只是单一的外形，还是具有睁、闭眼功能的组织，所以是技术难度更高的部位。然而，由于大多数患者都希望采用像埋线式重睑术那样简单的手术方法，大家就误认为"整形美容手术很简单"，于是技术并不成熟的整形美容外科医生开始泛滥，这并不是个好的趋势。

- 如今，有些眼科医生在做倒睫矫正术过程中，同时为患者做重睑手术，失败后就写个介绍信送到笔者这里来，这种情况在逐渐增多。他们应该是碰壁后才发现"果然美容手术的患者投诉太多，太麻烦了"，所以送了过来。其实笔者一直想对他们说："请不要用随随便便的心态去对待患者。如果做了手术，无论什么结果，都应该有陪伴患者到最后的觉悟。"当然，把患者送到笔者的美容外科来，笔者也表示由衷的感谢，希望能给患者一个满意的结果。

- 笔者想告诉读者的是，如果要做手术，就希望你能认真地去做。至今笔者仍然认为眼睑手术是很深奥的。理由就是它是一直是在运动的组织上做手术，因此术后非常容易肿胀。

希望本书在未来的医疗工作中能为整形美容外科医生的成长进步尽一点绵薄之力，笔者将感到十分荣幸。

参考文献

1) Converse, J.M. : Reconstructive Plastic Surgery, 2nd ed., vol. 2, W.B. Saunders, Philadelphia, 1977

2) Hamra, S.T. : A study of the long-term effect of malar fat repositioning in face lift surgery ; Short-term success but long-term failure. Plast Reconstr Surg 110 : 940-951, 2002

3) Hamra, S.T. : The role of the septal reset in creating a youthful eyelid-cheek complex in facial rejuvenation. Plast Reconstr Surg 113 : 2124-2141, 2004

4) 林　寛子, 冨士森良輔, 廣田龍一郎ほか：眉下皺取り術の効果. 日美外報 25：114-118, 2003

5) 平賀義雄：眼瞼の整容外科. 形成外科手術手技シリーズ, 眼の形成外科（添田周吾編）, 克誠堂出版, 東京, p.203-233, 1993

6) 市田正成, 谷野隆三郎, 保阪善昭編：美容外科手術プラクティス 1, 文光堂, 東京, 2000

7) 市田正成：埋没法と切開法の比較. 美容外科　最近の進歩（大森喜太郎編著）, 克誠堂出版, 東京, 1998

8) 市田正成：結膜側結紮法による新しい埋没式重瞼術. 日美外報 14：193-201, 1992

9) 市田正成：私の行っている脂肪注入法　第 1 報. 日美外報 18：150-158, 1996

10) 武藤靖雄：図説整容外科学, 南山堂, 東京, 1977

11) 南條昭雄, 市田正成：われわれの行っている脂肪注入法　第 3 報. 日美外報 23：115-125, 2001

12) Rees, T.D. : Aesthetic Plastic Surgery, W.B. Saunders, Philadelphia, 1980

13) 新冨芳尚, 野平久仁彦：重瞼術, 切開法. 形成外科 42：1029, 1999

14) 鶴切一三：埋没法による重瞼術の一変法. 日美外報 10：87-91, 1988

15) 鶴切一三：私の行っている埋没式重瞼術. 日美外報 19：87-93, 1997

16) 鶴切一三：上眼瞼矢状断における組織学的検討. 日美外報 14：137-147, 1992

17) 鶴切一三, 岩波正陽：下眼瞼　矢状断連続切片による組織学的検討. 日美外報 27：107-116, 2005

18) 宇津木龍一, 松尾清ほか：上眼瞼陥凹症 aponeurotic surgery. 美容外科手術プラクティス 1（市田正成ほか編）, 文光堂, 東京, p.76-84, 2000

19) 内田準一：形成美容外科の実際, 金原出版, 東京, p.72-75, 1967

20) 難波雄哉ほか編：美容形成外科学, 南江堂, 東京, p299, 1987

百特美传媒产品与服务

图书 - 最全医美行业学术技术书籍

海外图书版权引进

国内图书版权输出

原创学术图书出版

行业全科图书销售

视频 - 最权威医美学术技术视频教程

海外技术视频大全

国内全科视频教程

视频教程编委征集

点播平台：http://www.btmculture.com/

会议培训

百特美国际医学美容学术技术大会

时间：每年 3 月底　规模：1500 人

未来医美学院系列

标杆医院　特色技术

内容与资讯

政策解读、行业热点、人物访谈、信息发布

关注公众号　精彩在其中